孙凤霞

临床经验选

孙凤霞　刘峰林　黄　焰　编著

人民卫生出版社
·北京·

图书在版编目（CIP）数据

孙凤霞临床经验选/孙凤霞，刘峰林，黄焰编著
. —北京：人民卫生出版社，2023.5
ISBN 978-7-117-34764-8

Ⅰ.①孙…　Ⅱ.①孙…②刘…③黄…　Ⅲ.①中医临床-经验-中国-现代　Ⅳ.①R249.7

中国国家版本馆 CIP 数据核字（2023）第 086316 号

人卫智网	www.ipmph.com	医学教育、学术、考试、健康，购书智慧智能综合服务平台
人卫官网	www.pmph.com	人卫官方资讯发布平台

孙凤霞临床经验选

Sun Fengxia Linchuang Jingyanxuan

编　　著：孙凤霞　刘峰林　黄　焰
出版发行：人民卫生出版社（中继线 010-59780011）
地　　址：北京市朝阳区潘家园南里 19 号
邮　　编：100021
E - mail：pmph @ pmph.com
购书热线：010-59787592　010-59787584　010-65264830
印　　刷：北京顶佳世纪印刷有限公司
经　　销：新华书店
开　　本：710×1000　1/16　印张：14　插页：4
字　　数：201 千字
版　　次：2023 年 5 月第 1 版
印　　次：2023 年 6 月第 1 次印刷
标准书号：ISBN 978-7-117-34764-8
定　　价：69.00 元

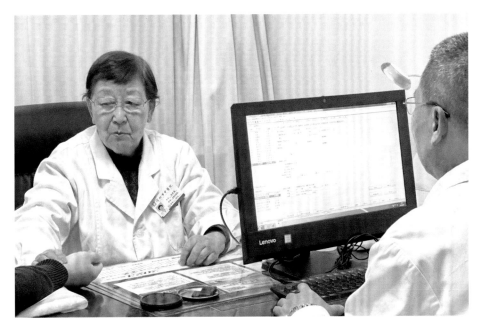

孙凤霞教授出门诊

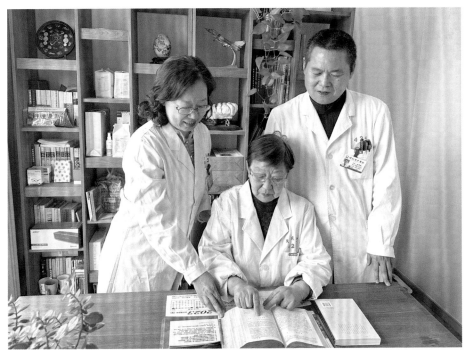

孙凤霞教授与弟子刘峰林（右）、黄焰（左）

孙凤霞简介

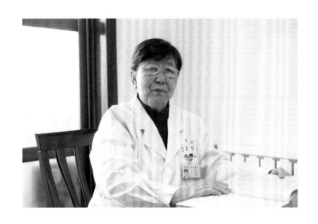

　　孙凤霞,主任中医师,教授,博士生导师,徐州市首批名中医,江苏省名中医,第五、第七批全国老中医药专家学术经验继承工作指导老师。师从国医大师朱良春教授,深得真传。孙老出身于中医世家,受家教熏陶,加之勤奋好学,中医基础扎实,通晓经典,从事中医内科临床、教学、科研60余年。曾祖父孙华麟为清代御医,创立孙氏内科流派,注重对脾胃功能的调养,自成风格;祖父孙岱松、父亲孙幼松均为徐州名医,在淮海地区有较大影响。到了第四代,孙凤霞教授在传承先人的基础上,守正创新,临床善于诊治疑难杂症,用药特色鲜明,尤其在脾胃病的诊治上积累了丰富经验,形成了一套完整独特的学术体系。她对消化系统疾病,如食管炎、慢性胃炎、萎缩性胃炎、结肠炎、消化道出血,及内分泌失调所致的黄褐斑、痤疮等有独特的治疗经验,曾治愈许多疑难杂症。在行医过程中,孙凤霞教授根据自己的经验,结合临床研制了多种方剂:如胃病Ⅰ号方、Ⅱ号方、Ⅲ号方,美容祛斑Ⅰ号方、Ⅱ号方,养颜祛斑Ⅰ号合剂、养颜祛痘Ⅱ号合剂,以及清幽除满汤、结肠炎Ⅰ号方、润肠膏等成方,效果显著,深受患者欢迎。孙老近年来在国家及省级刊物上发表论文20余篇,参与编写著作多部,多项科研课题荣获市级科技进步奖。

序

中医的生命力在于疗效,中医的续航力在于传承,中医的实战力在于经验。《孙凤霞临床经验选》在一定程度上彰显了这"三力":

一是疗效:"才以用而日生,思以引而不竭"。孙凤霞教授从事中医临床工作60余年,在脾胃病等疑难病证的诊疗中,获得了确切疗效。根据中医经典的启示,结合自身临床经验,既"用"又"思",研制了多种中医药制剂:胃病Ⅰ号方、胃病Ⅱ号方,健脾和胃、消痞和中、清热化瘀,治疗幽门螺杆菌相关性胃炎、食管炎;胃病Ⅲ号方和中养胃、活血化瘀,治疗萎缩性胃炎、胃癌前期病变及肠上皮化生;结肠炎Ⅰ号方、润肠膏等治疗慢性结肠炎;美容祛斑Ⅰ号方、美容祛斑Ⅱ号方、养颜祛斑Ⅰ号合剂、养颜祛痘Ⅱ号合剂,治疗内分泌失调所致的黄褐斑、痤疮等,均取得良好的临床效果,受到患者广泛好评。

二是传承:"问渠那得清如许,为有源头活水来"。孙凤霞教授出身于中医世家,其曾祖父孙华麟为清代御医,祖父和父亲均为当地名医,在家传基础上,又师从于国医大师朱良春教授而得其真传。家学熏陶、名师指点,加之自身不忘振兴中医药学之初心而"勤求古训,博采众方",故有所获。她用自身经历证明:历经磨砺,方可具备扎实的中医理论功底。

三是经验:"一语不能践,万卷徒空虚"。中医是基于临床实践而萌生、发展的医学,积累临床经验至关重要。孙凤霞教授在中医望(尤重舌诊)、闻、问、切的基础上,加上西医学诊断组成的"五诊合参","辨病为纲,辨证为目"病证结合的辨证方法,重脾胃、理气机的组方思路,少而精(甚至是单味药)、准而验的用药心法,皆是其从实践经验中感悟所得,也是其融合创新的成果。

纵观之,《孙凤霞临床经验选》充分体现其临床疗效、传承脉络、诊疗经验。深感其品正行稳、著述务实、求知若渴、感悟可嘉、经验可行,爰为之序。

国医大师

2022 年 10 月

前　言

　　中医药学是中国古代科学的瑰宝,为中华民族的繁衍生息做出了重大贡献。孙凤霞教授出身于中医世家,行医六十余载,始终把"医者仁心,医德至上"当成自己的座右铭。本书是孙凤霞教授六十余年临证心得的汇集,也是一次杏苑采宝的展示。它不仅是一部熔理法方药于一炉的中医书,更是孙凤霞教授毫无保留地把自己的经验和盘托出,奉献给读者的著作。

　　全书分为三部分,第一部分为医家小传,介绍孙老生平事迹;第二部分为学术经验,主要为孙老在脾胃病、胃癌、支气管哮喘等方面学术经验的阐述;第三部分为临证验案,共分12章,介绍孙老治疗40余种常见病、多发病的心得体会,按肺系、心系、脑系、脾胃系病证等顺序排列,各病证从临床病案、辨证论治、方剂选择、药物配伍等方面论述,部分验案后还附有按语。

　　鉴于编者水平有限,书中疏漏之处在所难免,衷心希望读者批评指正,提出宝贵意见。

目　　录

第一部分 医家小传

孙凤霞教授出身于中医世家,曾拜师于"国医大师"朱良春教授,曾祖父孙华麟是清代御医,祖父孙岱松是民国名医。作为孙氏内科的第四代传人,孙凤霞教授常说:"相比祖辈,我赶上了中医历史上最好的时代,国家对中医药越来越重视,群众对健康保健的需求,让中医'治未病'和注重阴阳调理的观念深入人心。"

一、传承有序,辨证施治

孙凤霞教授常说她很庆幸出生在中医世家,曾祖父孙华麟为清朝光绪时太医,太医院曾赠送其"世代仁术"匾额,可惜"文革"时遭到毁坏。孙华麟原籍山东泰安,在家传中医的基础上,广闻博览,针对当时北方气候干燥,肠胃病多发的实际情况,专攻脾胃功能的中医调养,形成自成一体的医学风格,创立了孙氏内科流派。祖父孙岱松生于1884年,其在自传中提到:"1893年入学(私塾),1900年学医种痘(鼻药疗法,药物制成一定剂型作用于鼻腔),1903年上牛痘学堂,徐州道台袁大化派我到邳县(现为邳州市)去点牛痘,4个月返回徐州,上(跟随)医学教员胡爱山,随学随行医。1924年聘入铜山县贫儿教养院,为院医生至1927年止,仍回家行医。"史料记载,胡爱山是20世纪初徐州名医,著有《牛痘真传》一书。《徐州市志》记载:民国时期,徐州多次疫痢流行,中医张香谷、徐蔚亭、孙岱松等均参与救治。从受道台袁大化指派去邳县"点牛痘",到和其他名中医一起救治"疫痢"病患,在重大流行性疾病面前,孙岱松表现出了医者的担当。作为民国名医,孙岱松见证了"废止中医案"事件,并参与组织了"徐州中医师公会",促进了徐州中医药的发展。1962年,78岁的孙岱松被评为医院"先进工作者"。

孙凤霞教授与祖父孙岱松感情深厚,幼年时曾听祖父讲过曾祖父孙华麟于清代末年退休回到家中,经常谈起在太医院诊疗疾病的情景,主要诊疗内科杂症(脾胃病、消渴、不寐)等。孙教授说:"他常用的方剂是丹参饮、香砂六君子汤、平胃散、半夏泻心汤、化肝煎,灵活加减化裁。祖父教导我,诊疗疾病一定要辨证准确,按照中医四诊八纲分型施治。祖父在医院行医时治疗消渴病疗效甚佳,常用六味地黄汤加味:方中加生黄芪,与山药两药配伍,山药益气阴、固肾精,黄芪、山药相互协调,益气生津、健脾补气,降血糖佳;加苍术、玄参、石斛,降尿糖佳。现在人们的生活方式不规律,得胃病的很多,如浅表性胃炎、胆汁反流性胃炎、慢性萎缩性胃炎、糜烂性胃炎,病理提示肠上皮化生,异型增生,单用西药疗效不佳,不少这样的患者经西医大夫或病友推荐到我这里就诊。"

孙教授把萎缩性胃炎病理提示肠化伴异型增生的患者根据病情进行辨证分型,常用其自制的胃病Ⅱ号、Ⅲ号方加入丹参饮及祖父常用的活血化瘀药物,治疗脾气亏虚者,方中重用黄芪20g、党参15g,以补中气,另予活血化瘀的丹参15g、三棱15g、莪术15g以消癥积、通络脉。"祖父说过,用伏龙肝(灶心土)治疗恶心、呕吐、消化不良等病症,临床中如有呕吐不止的患者可用此药为引。《本草便读》记载'伏龙肝即灶心土……具土之质,得火之性,化柔为刚,味兼辛苦。其功专入脾胃,有扶阳退阴、散结除邪之意。'"孙凤霞教授解释,伏龙肝入脾、胃经,在辨证施治的基础上,将其在清水中泡两个小时,之后用其清水煎药,可"温中和胃"。"'十人九胃',十个人里面,九个人的胃不好。这个方子让很多患者受益,有年龄大的,也有年轻的,都取得了很好的疗效。"

有位60多岁的男同志,莫名其妙发热,他在我市几家大医院什么检查都做了,就是查不出原因,来到孙教授处就诊,孙教授四诊合参后开了一个方子,用甜茶和其他中药配伍,几服中药吃完,发热症状就消失了。孙凤霞教授说:"对这种不明原因发热,西医可能没有太好的办法。爷爷常说,用甜茶就能治好。发热的原因还是体内有毒素,仪器是检查不出来的。用甜茶治疗不明原因发热,我的学生们也经常使用,疗效很好。"据中医典籍记载,甜茶可清热解毒,"能防治高血压,治疗湿热痢疾、皮肤瘙痒、痈疽恶疮等症。并具有滋养肝肾、和胃降逆、润肺止咳、解困醒酒等作用。"

孙教授常说:"父亲继承了家学,记得他用川乌、草乌等和高度粮食酒一起泡的药酒,能治疗风湿和关节炎。前些年我还学着父亲泡药酒,川乌、草乌等泡半个月，一天一小盅，治好了我腿上的滑膜炎积液。"孙凤霞特别提醒："药酒是有毒性的，不能擅自配用，一定要遵医嘱。"

孙凤霞教授常说国医大师朱良春医术高超："朱老师经常要求我们对《黄帝内经》《难经》《神农本草经》《伤寒论》《金匮要略》《温病条辨》等经典著作，要'熟读成诵'，'脉书不厌百回读，熟读静思子自知'，他说学问是世界上最老实、实在的东西，来不得半点虚假。对疑难病的诊治诀窍他更是倾囊相授。"朱良春教授提倡辨证与辨病相结合，对中医的发展，他一语中的："经典是基础，师传是关键，实践是根本。"孙教授说："他说'证'和'病'不可分割，但要灵活运用，一人一方。大部分病症是可辨可治的，关键是找到病'证'的本质。"

二、融合创新，医者仁心

孙凤霞教授临床善于诊治疑难杂症，尤其注重对脾胃功能的整体调养，形成了自成一体的医学风格："我用'十八反'的方子治疗月子病。附子、半夏等药材通过配伍，温中止泻，治疗拉肚子，临床效果很好。'十八反'的方子，许多中医都在用，但一定要在医生的指导下进行。""对于中医来说，'业精于勤，荒于嬉'，中医古籍，汗牛充栋，丰富得很。没有对古籍的全面掌握，就没有广阔的视野，就很难说了解古方，从整体上对每个患者的病情进行把握。"孙凤霞教授说。

中医古籍是临床实践的灵感源泉，"学以致用，要与临床相结合。比如说，现在很多女性有'倒经'症状，即经期的时候，出现'代偿性月经''周期性子宫外出血'，月经量少，甚至无月经，经血在子宫以外部位如胃、肠、肺、乳腺，甚至从鼻子或口中流出。我在《傅青主女科》记录的方法基础上，适当加减，用当归、白芍、丹皮等调制顺经汤，用水煎服，治好了很多例，倒经的女性吃了就好。""女性为什么会出现'倒经'，原因就在于'肾阴不足，肝气上逆'。血随气行，气逆血也逆，就像河流，下游堵了，河水自然往上走。"孙凤霞教授说，她把用顺经汤治疗"倒经"的方法教给她的学生刘峰林等人，"他们一直在使用，也治好了很多患者"。

在行医过程中,孙凤霞教授根据临床经验研制出多种方剂:如胃病Ⅰ号方、Ⅱ号方、Ⅲ号方等,疗效显著,深受患者好评。

孙凤霞教授"望闻问切"一个患者需要一二十分钟,有些从安徽、河南等周边地区来的患者,拿到处方后,还大有"打破砂锅问到底"的架势,孙凤霞教授就一个细节一个细节地交代,"水果、葡萄也不能吃"等都嘱咐到位。孙凤霞教授说,患者大老远地跑来不容易,"要对得起每一位患者。"孙凤霞教授常说,国医大师朱良春把"神仙手眼,菩萨心肠"当作座右铭,"医者仁心,首先就要细心,要把每一个细节向患者交代清楚,不能不耐烦。"孙思邈在《备急千金要方》中说:"凡大医治病,必当安神定志,无欲无求,先发大慈恻隐之心,誓愿普救含灵之苦。若有疾厄来求救者,不得问其贵贱贫富……普同一等,皆如至亲之想。"从孙凤霞教授身上,我们看到了"大医"朴实的风采。

三、言传身教,提携后学

2013年6月20日,江苏省中医药局组织专家对徐州市中医院"孙凤霞全国名老中医药专家传承工作室建设项目"进行验收,并顺利验收通过。专家组对项目建设给予高度评价,认为"目标明确,制度健全,管理规范,团结协作,取得了良好成绩;学术经验继承工作开展好,制订优势病种诊疗方案5种,提炼了指导老师脾胃病治疗经验;人才梯队建设完整,培养了一批后备人才"。师承教育是中医人才培养不可或缺的部分,目前,有一批中青年业务骨干聚集在"孙凤霞全国名老中医药专家传承工作室",中青年专家和学术接班人把继承和自主创新相结合,把名老中医在诊疗上的理论创新和用药规律应用到临床,服务患者。

传承人刘峰林,主任中医师,教授,徐州市中医院肿瘤内科主任,孙凤霞全国名老中医药专家传承工作室建设项目负责人之一,第五批全国老中医药专家学术经验继承人,师承孙凤霞教授。刘峰林说:"跟随孙老应诊,老师把她的辨证思想、用药经验都毫无保留地教给我们,体现了孙老对中医事业强烈的使命感和责任感。"刘峰林跟随孙凤霞教授学习20多年,深得其真传。他说,孙凤霞老师以治疗消化内科疾病为专长,尤其重视舌诊、四诊合参,"'舌为脾胃之外候,苔乃胃气之所熏蒸',舌体与苔的变化在脾胃病辨证中反映着脾气的盛衰和胃气的强弱。孙老师通过对舌象的细致观察,判断脾胃的盛衰、寒热与强弱,分析脾胃疾病的病因病机,通过四诊合参,辨证论治,做到药到病除。孙老师一直坚持辨病和辨证相结合,倡导发扬中医手段和优势为群众健康服务,这对我们后辈是极大的促进。我现在一直按照孙老师的要求,坚持用中药辨证施治。"

传承人黄焰,主任中医师,教授,毕业于南京中医药大学,孙凤霞全国名老中医药专家传承工作室建设项目负责人之一,第五批全国老中医药专家学术经验继承人,师承孙凤霞教授。在徐州市中医院从事呼吸内科临床工作二十余年,擅长治疗各种呼吸系统疾病和内科杂病,完成市科研课题1项,在全国、省级刊物发表医学论文10余篇,取得了良好的业绩。

传承人马琳,主任中医师,副教授,医学博士在读,第七批全国老中医药专家学术经验继承人,师承孙凤霞教授。现为徐州市抗癌协会中西医结合肿瘤专业委员会秘书长。在徐州市中医院从事肿瘤临床工作近二十年。擅长运用中西医结合方法治疗各种恶性肿瘤。

传承人铉力,副主任中医师,副教授,医学博士在读,第七批全国老中医药专家学术经验继承人,师承孙凤霞教授。现为徐州市医学会消化专业委员会委员。在徐州市中医院从事脾胃病临床工作十余年。擅长运用中西医结合方法治疗胃炎、消化性溃疡、消化道出血等消化系统疾病,尤其擅长内镜下各种消化系统疾病的诊断与治疗。

谈起自己带的学生,孙凤霞教授说,"他们都很努力,有的医生跟着我记录处方十几年了。传承中医是自己的历史责任,他们的成长是我的骄傲。"孙凤霞教授表示,现在国家越来越重视中医发展,"中医强调'未病先防、既病防变、瘥后防复',从出生到死亡,中医药对维护人的一生健康都有着独特的理念和方法。中医重视整体观念,注重平和,强调个体化,突出治未病,在普及健康生活方面发挥着重大作用。特别是现在慢性病越来越多,更需要中医来调理。可以说中医发展迎来了历史上最好的时代,我的祖辈没遇上,我遇上了。"

第二部分 学术经验

一、胃癌诊治经验

胃癌属中医"反胃""噎膈""积聚"及"胃脘痛"等范畴,是我国最常见的消化道肿瘤,近年来胃癌发病率较高,且愈来愈年轻化。孙凤霞教授治疗胃癌有其独特的见解和经验,临床取得很好的疗效,现将孙老辨治胃癌的经验和体会总结如下:

(一)临证治验

1. 从热毒论治 胃癌发展到中晚期,患者大多会有口干、口苦、口渴、口中异味,发热,乏力,肿瘤增大,局部疼痛、灼热,大便干燥,舌质红、苔黄干或苔少等症状,这些皆为毒热内蕴,邪毒滋生所致。孙教授在治疗中以"热毒"为着眼点,常选用清热解毒法治疗,她认为胃癌的发生往往是由于胃部的长期炎症或由于幽门螺杆菌(Hp)长期感染,没有及时治疗,导致胃部发生癌变。因此,炎症和感染是促进胃癌发生和进展的重要因素之一。清热解毒药不仅能抗炎、消除胃癌组织周围黏膜水肿,还具有较强的抑制肿瘤生长作用。孙教授常选用白花蛇舌草、藤梨根、蛇六谷、半枝莲、八月札、山慈菇、龙葵、石见穿、蛇莓、北豆根、肿节风、蒲公英、重楼、拳参、土茯苓、金荞麦、苦参、连翘等药物。同时,孙教授还提出清热解毒药物大多苦寒,易败胃,用药时要顾护胃气,中病即止,不宜长时间使用。热盛动血者应配伍凉血止血药物,热盛伤阴者要配伍养阴生津药物,热盛伴有瘀血者应配伍活血化瘀药物,热盛伴有痰湿者应配伍祛湿化痰药物。

病案:张某,男,72 岁。2019 年 3 月 21 日就诊。

患者因"上腹部疼痛 1 个月,加重 1 周"就诊。患者既往有胃溃疡病史,一直未予重视,近 1 个月来上腹部疼痛,有明显灼热感,自服奥美拉唑胶囊、铝碳酸镁咀嚼片(达喜)等药物,疼痛减轻,近 1 周疼痛明显加重,伴发热,口干口苦,口臭明显。上腹部 CT 示:胃壁明显增厚。电子胃镜示:胃窦部见 3.2cm×1.5cm 溃疡面,上有污浊苔覆盖,触之易出血。病理示:低分化腺癌。家属及患者拒绝手术及放化疗治疗,要求中医药保守治疗。就诊时诉胃脘疼痛,胃脘部及后背灼热,发热,以午后及凌晨为主,体温在 38 ～

38.5℃,口渴欲饮,大便干结,小便短赤,夜寐不安,舌质深红,苔黄干,脉数。

辨证:热毒瘀结。

治法:清热解毒,活血散瘀。孙教授自拟抗胃癌1号方加减。

处方:黄连6g,藤梨根30g,蛇六谷30g,竹叶10g,法半夏12g,陈皮10g,白花蛇舌草30g,炒薏苡仁30g,蒲公英12g,赤芍12g,牡丹皮10g,半枝莲15g,炒栀子6g,竹茹15g,茯苓12g,延胡索12g,大黄6g,炒鸡内金12g,煅瓦楞子30g(先煎),炒山楂15g,炒神曲15g。7剂,水煎服,每日1剂。

2019年3月28日复诊,服药后胃脘疼痛、口干口苦较前减轻,大便顺畅,身热以低热为主。辨治同前,原方去大黄,继服。同时予华蟾素胶囊0.5g,每日3次口服,加强抗肿瘤、镇痛治疗。

按:孙教授认为在胃癌发生发展的各个时期,都有可能产生"火"与"热"的病理变化,要注意"热"之虚实,并根据"热"的性质辨证用药,方能起到良好效果。华蟾素胶囊具有消瘀散结、解毒镇痛作用,孙教授常运用中药结合华蟾素胶囊治疗胃癌,疗效满意。

2. 从痰瘀论治　痰瘀互结在胃癌发展的各个时期均可出现。其病因病机为情志郁结、寒邪外袭、病后体虚等导致肝脾受损、脏腑失和、瘀血内停、津液停聚。孙老认为肿瘤为有形之邪,多系痰瘀夹杂相互搏结而成。胃癌主要是肝脾受损,脏腑失和,气血凝滞,致痰瘀毒结而成。孙老强调在治疗痰瘀互结所致胃癌时,应重点做到化痰不忘去瘀,去瘀不忘化痰,两者要互相结合,方使瘀消痰化而积除。孙老常选用解毒散结、化痰消瘀之品,如藤梨根、重楼、薏苡仁、浙贝母、夏枯草、地龙、莪术、赤芍、山慈菇、八月札、壁虎、穿山甲、法半夏、海藻、胆南星等。孙老常把活血化瘀药和化痰散结药配伍使用,同时佐以理气和胃、健脾化湿、扶正解毒之品,使积痞渐消,痰瘀渐去,脾胃渐和。

病案:王某,男,78岁。2019年5月20日就诊。

患者因"胃脘灼热疼痛1个月,加重1周"就诊,胃镜示:胃窦部见一大小约2.3cm×2.6cm溃疡,上有污垢苔覆盖,触之易出血。病理示:低分化腺癌合并印戒细胞癌。5月26日行胃癌切除根治术。家属考虑患者年纪较大,放弃行全身化疗,即来孙老门诊进行中医治疗。就诊时诉胃脘部嘈杂不适,嗳气间作,反吐酸水,纳差,乏力,腹胀,大便溏,舌质淡夹紫气,苔白腻,脉细弦。

辨证: 脾虚湿盛,痰瘀中阻。

治法: 健脾化湿,消瘀散结。方选抗胃癌1号方加减。

处方: 生黄芪30g,茯苓15g,制南星15g,炒白术15g,生薏苡仁30g,法半夏15g,陈皮10g,蛇莓30g,凌霄花30g,全蝎6g,重楼30g,浙贝母30g,山慈菇15g,八月札15g,莪术10g,法半夏15g,炒白扁豆30g,佛手10g,煅瓦楞子30g(先煎),砂仁6g(后下),炒枳壳10g,厚朴10g,炒鸡内金15g,炙甘草6g,大枣10g。7剂,水煎服,每日1剂。

经上方加减治疗已有3年余,患者目前纳谷香,无胃脘疼痛,偶诉嘈杂、嗳气,肿瘤指标均正常,胃镜、上腹部CT等检查均未见复发和转移,目前生活可自理,每天能散步2km。

按: 孙老在临证用药中,常将三棱、莪术、川芎、当归、丹参、赤芍、土鳖虫、乳香、没药、穿山甲、红花等活血化瘀药与制半夏、制南星、海藻、昆布、瓦楞子、夏枯草、浙贝母、土茯苓、山慈菇等化痰散结药同用。延胡索、川楝子、丹参、五灵脂、蒲黄、制乳没、汉三七等活血化瘀药有明显的抗炎抑菌、镇痛作用。三棱、莪术、海藻、昆布、牡蛎、鳖甲、浙贝母、夏枯草、芒硝等软坚散结、化痰消肿药有抗肿瘤、直接杀伤癌细胞作用,可明显抑制肿瘤细胞增殖。

3. 从本虚标实论治　目前治疗胃癌常用的方法有手术切除、全身化疗、放疗、伽马刀治疗、靶向治疗、免疫治疗等手段,易导致免疫功能减退,正气不足,气血亏虚,脾胃气虚等。孙教授认为胃癌属本虚标实,将本虚分为脾胃气虚,胃阴不足,脾肾阳虚,阴阳两虚。标实为肝胃不和,气滞血瘀,痰凝毒聚。胃癌晚期治疗以补气健脾,滋阴养胃,补肾温阳,益气养血为主。《景岳全书》云"凡脾肾不足及虚弱失调之人,多有积聚之病",张元素提倡"养正积自除"。现代药理也证实健脾补肾之中药有提高机体免疫功能的作用。孙教授常依据不同证型辨证用药,益气健脾常用黄芪、太子参、党参、山药、白术、西洋参、白扁豆、大枣、茯苓、甘草等;阴虚明显常用沙参、麦冬、百合、石斛、黄精、女贞子、旱莲草、枸杞子等;血虚明显可用当归、阿胶、熟地、何首乌、白芍、龙眼肉等;脾肾阳虚加附子、干姜、肉桂、桂枝、补骨脂、仙灵脾等。

病案1:夏某,男,59岁,2018年1月12日就诊。

患者因"胃脘隐痛不适2个月,加重3天"就诊。电子胃镜检查示"胃窦部占位",活检病理示"低分化腺胃癌"。1月18日行胃癌切除根治术,术后病理示"胃窦部低分化腺癌合并印戒细胞癌,侵及肌层达浆膜外脂肪,Ⅲa期"。术后3周开始全身化疗,用药:奥沙利铂200mg第一天静脉滴注,同时口服替吉奥胶囊50mg,每日两次,口服4周停2周为一周期。化疗四周期后,患者面色萎黄,四肢乏力,口淡无味,进食少,腹胀,大便日行4~5次,便稀,小便少。患者拒绝化疗,为寻求单纯中医治疗来我院请孙教授诊治。

首诊:患者诉四肢乏力,口淡无味,进食少,腹胀,夜寐差,动辄气喘,舌质淡胖,边有齿痕,苔白,脉细弱。实验室检查:WBC 3.2×10^9/L,肿瘤标志物CEA、CA724、CA199、CA50均正常。

辨证:脾胃气虚。

治法:益气健脾,理气和胃。

处方:参苓白术散加减。党参15g,炒白术20g,怀山药30g,当归6g,陈皮12g,茯苓15g,薏苡仁30g,桔梗6g,大枣10g,远志9g,炒枳壳10g,佛手10g,黄芪30g,炒白扁豆30g,生麦芽30g,神曲15g,甘草6g。水煎服,口服14剂。

二诊:患者乏力减轻,食欲增加,腹不胀,大便次数减少,日行1~2次,不成形,眠欠佳,舌淡胖,苔薄,脉细数。复查WBC 4.2×10^9/L。患者拒绝下一阶段化疗,希望继续口服中药治疗为主。

方药:六君子汤+芪芝散(自制)加减。党参15g,炒白术20g,怀山药30g,陈皮10g,清半夏9g,茯苓15g,薏苡仁30g,藤梨根30g,生麦芽30g,神曲15g,白花蛇舌草30g,炒白扁豆30g,甘草6g,八月札30g,大枣10g。5剂,水煎服,每日一剂,早晚各一次。

患者服药后症状逐渐好转,纳可寐安,大小便正常,四肢有力。此后一直口服扶正解毒散结方（自制）、芪芝散（自制），同时加服华蟾素胶囊2粒，每日3次。术后2年多，血常规检查一直维持在正常水平，未再进行任何化疗，复查肿瘤标志物正常，胃镜和影像学检查未发现转移和复发迹象。

按：抗胃癌1号方是孙教授经过多年临床经验研制，并广泛应用于临床的方药。芪芝散组成为黄芪、灵芝孢子粉、鹿角霜、沉香、西洋参等，具有补益脾肾、扶正固本作用，适用于放化疗引起的白细胞低下，有明显升白作用。孙教授认为中医药治疗胃癌应长期坚持服药，药物浓度达到一定程度方能见效，才具有很好的抗肿瘤作用。运用中医药最大的优势在于扶助正气，增强机体免疫力。同时应遵循"辨病与辨证相结合""局部与整体相结合""扶正与祛邪相结合"的治疗原则，辨证施治，在扶正的基础上审证求因，有针对性地佐以清热解毒、软坚散结、抗癌祛邪、活血化瘀类中药，才能有效治疗胃癌，延长患者的生存期，提高生活质量。

病案2：卢某，男，53岁。

胃癌晚期化疗期间，现症：纳呆，恶心、呕吐，食少，胃脘部不适，腹胀，大便干，小便可，舌红苔白厚，脉沉细。

辨证：脾气不足，胃失和降。

治法：醒脾和胃，降逆止呕。

处方：砂仁6g（后下），姜半夏12g，陈皮6g，厚朴12g，枳实12g，制大黄10g，茵陈30g，金钱草30g，大腹皮15g，垂盆草30g，生山楂15g，五味子10g，佛手10g，海螵蛸30g（先煎），苏梗6g，沉香2g，黄芪30g，炒白术15g，薏苡仁30g。7剂，水煎服，每日1剂，早晚分服。

按：患者胃癌晚期化疗期间，化疗药物易损伤脾胃运化功能，中医药治疗以醒脾和胃，降逆止呕为主，慎用清热解毒抗肿瘤中药。上方中砂仁醒脾，姜半夏、陈皮、厚朴、苏梗、沉香理中焦气机，枳实、制大黄泄热通便，使化疗邪毒从大便而出，黄芪、炒白术、薏苡仁益气健脾；考虑到化疗损伤肝功能，予茵陈、金钱草、垂盆草清肝胆湿热，生山楂、五味子养肝阴，以改善肝功能。

病案3：王某，男，72岁。

胃癌术后 5 年余,现症:纳少,乏力,无贫血貌,无反酸嗳气,无恶心呕吐,二便可。舌红苔薄白,脉沉细。

辨证:脾胃虚弱。

治法:益气健脾,理气和胃。

处方:黄芪 30g,炒白术 15g,薏苡仁 30g,预知子 15g,藤梨根 30g,砂仁 6g(后下),姜半夏 12g,陈皮 10g,佛手 10g,山慈菇 12g,莪荽 6g,莪术 10g,焦三仙 15g,厚朴 12g,枳壳 12g,苏梗 6g,瓦楞子 30g(先煎),沉香 2g,木香 6g。14 剂,水煎服,每日 1 剂,早晚分服。

按:患者胃癌术后病情稳定,予扶正抗癌治疗为主,预防肿瘤复发。方中黄芪、炒白术、薏苡仁健脾益气,胃癌患者应注重疏理气机,重用理气药,予砂仁、姜半夏、陈皮调畅中焦气机,佛手疏肝,藤梨根、山慈菇、莪术软坚散结抗肿瘤,焦三仙消食化积,厚朴、枳壳、苏梗、沉香、木香理三焦之气,使气血流通,表里交通,上下通达。患者之后的治疗中,以上方加减,长期服用,病情稳定,未诉明显不适。

(二)抗胃癌 1 号方的组成和方义

组成:炙黄芪 30g,当归 10g,白芍 12g,怀山药 30g,炒白术 10g,穿山甲 12g,炙蜈蚣 2 条,鳖甲 15g,陈皮 12g,法半夏 12g,制胆南星 10g,石见穿 30g,藤梨根 30g,山慈菇 15g,白花蛇舌草 30g,九香虫 6g,半枝莲 15g,太子参 15g,莪术 10g,三七 5g,生薏苡仁 30g,茯苓 15g,甘草 5g,大枣 6 枚。

根据患者临床症状予以加减:胃脘灼热、嘈杂泛酸者,可加煅乌贼骨、煅瓦楞子、川连、吴茱萸等;脾胃虚寒,腹冷便溏者,可加白豆蔻、炮姜、饴糖、补骨脂等;胃阴不足,嘈杂脘痛者,可加石斛、沙参、乌梅等;肝气犯胃,脘腹胀满者,加柴胡疏肝散;痰瘀凝滞,进食困难者,可加秦艽、威灵仙;胁痛者,加水蛭、乳香、没药;癌毒流窜,骨转移致骨质疼痛者,可加怀牛膝、川断、金毛狗脊、木瓜等;肠腑燥结,大便秘结者,可加制大黄、花槟榔、火麻仁、瓜蒌仁等。

方义:方中黄芪补中益气,太子参益气养阴,扶正祛邪,茯苓、白术健脾益气;陈皮健脾和胃,理气调中;怀山药益气养阴,补脾肺肾;薏苡仁利水渗湿,清热健脾;当归补血调经,活血止痛,润肠通便,白芍养血敛阴,柔肝止痛,平抑肝阳;石见穿活血化瘀,消肿散结;法半夏、制胆南星燥湿化痰,消痞散结,降逆止呕;穿山甲活血消癥,消肿止痛;蜈蚣攻毒散结,通络止痛;鳖甲滋阴益肾,软坚散结;九香虫活血散结,缓急止痛;莪术、三七活血化瘀,通络止痛;山慈菇、藤梨根、白花蛇舌草、半枝莲清热解毒抗癌;甘草、大枣益气和中,调和众药。上药合用,共成活血化瘀,化痰散结,解毒抗癌软坚之剂。

(三) 抗胃癌1号方作用机制探讨

1. 提高细胞免疫功能,加强自身防御　机体免疫功能低下,使人体内活性免疫细胞数量及质量均处于最低水平,无法对癌细胞进行有效攻击,这是肿瘤复发及转移的主要因素。近代药理研究发现,很多中药都具有提高细胞免疫功能作用,如黄芪可促进机体代谢、抗疲劳,增强机体免疫功能,提高机体抵抗力。茯苓中的茯苓多糖成分,具有抗肿瘤、提高免疫功能等作用。此外,方中的太子参、白术、当归等均有扶正抗癌、增强机体免疫功能作用。

2. 诱导肿瘤细胞凋亡,影响细胞周期　抗胃癌1号方在恶性肿瘤辅助治疗中的主要作用之一就是具有直接杀伤肿瘤作用,包括诱导肿瘤细胞凋亡,影响细胞周期,如本方的生薏苡仁等。

(四) 临证体会

1. 痰瘀同治　元代朱丹溪在《丹溪心法》中首次提出"痰夹瘀血,遂成窠囊",并极力倡导痰瘀同病需痰瘀同治才能取效。孙老认为痰瘀是本病的重要病机,治疗时当谨记以活血化瘀、化痰散结为大法,痰瘀同治始终贯穿于胃癌发展的各个阶段,使血脉通利,气机畅则痰浊自消,气机行则血瘀自化。在临床治疗时应注意痰瘀并治,避免见瘀专治瘀,见痰专治痰,同时应分清痰瘀孰轻孰重,若痰重于瘀,应以祛痰散结为主,化瘀为辅;若瘀重于痰,应以活血化瘀散结为主,化痰为辅;若痰瘀并重,则痰瘀并治或痰瘀同治。若气血两虚,则益气补血为主,佐以祛痰化瘀。晚期胃癌痰瘀互结型,癌肿大多已扩散转移,易出现上消化道大出血,在应用活血化瘀、化痰散结之法时应谨慎选择破血药,以活血止血之品较为适宜,如三七等。

2. 攻补兼施　胃癌晚期的治疗应注重扶正祛邪,两者相辅相成,再根据不同证候和病情程度,采取不同的治疗方案,将中医药和放化疗有机结合:①当癌肿已转移,患者正气旺盛,应以攻癌为主。②胃癌广泛转移,放化疗后患者体质差,正气不足,免疫功能低下,正气亏虚,应以中医药扶正抗癌为主,在扶正治疗的基础上,审证求因,有针对性地适当佐以清热解毒、活血化瘀、软坚散结、祛邪抗癌类中药或中成药等。攻补兼施,待整体情况好转,再祛邪杀癌毒。常选用黄芪、党参、熟地、补骨脂等补气养血之品。晚期胃癌病情变化复杂,易出现各种变证,如出现呕血、黑便等上消化道出血,在中医辨证论治的基础上常选用三七、地榆炭、大蓟炭、小蓟炭、白及、藕节炭等;腹痛可选用延胡索、五灵脂、白芍、川草乌等;恶心呕吐明显可选用姜竹茹、代赭石、旋覆花、半夏等;纳差乏力可选用麦芽、山楂、神曲、鸡内金、花槟榔、佛手等。

3. 带瘤生存　目前胃癌晚期多采取姑息手术、化疗、靶向治疗、免疫治疗、中医药治疗等措施。姑息手术只能切除局部肿块,无法根治;全身化疗本身就是双刃剑,它在抗癌的同时也会损伤人体免疫功能,口服靶向药物也会产生各种副作用,如恶心呕吐、乏力、纳差、影响肝肾功能等不良反应。免疫治疗以提高机体免疫功能为主,对胃癌晚期实体瘤治疗效果不明显,只能以提高生活质量、延长生存期为目的,使患者带瘤生存。而中医药抗肿瘤的特点为控制肿瘤生长,防止肿瘤转移,且对肿瘤细胞的杀伤能力持久而缓和,副作用较少。中医药和靶向药物联合使用,不仅能控制肿瘤生长,防止肿瘤细胞转移,而且对患者的副作用小,生活质量高,生存期明显延长,这也是今后中西药结合抗肿瘤治疗的发展方向。

二、支气管哮喘诊治经验

支气管哮喘(bronchial asthma),简称哮喘,是呼吸系统常见病、多发病。是由多种细胞(如嗜酸性粒细胞、肥大细胞、T 淋巴细胞、中性粒细胞、气道上皮细胞等)和细胞组分参与的气道慢性非特异性炎症疾病。这种慢性炎症与气道高反应性相关,通常出现广泛多变的可逆性气流受限,并引起反复发作性的喘息、胸闷或咳嗽等症状,常在夜间或清晨发作、加剧,多自行缓解或经治疗后缓解。也可产生气道不可逆性缩窄。本病可归属于中医学"哮证"范畴。现将孙教授辨治支气管哮喘的经验总结如下。

1. 从风痰论治——祛风化痰法　西医学认为哮喘是机体受到抗原刺激后产生特异性免疫应答而引起组织损伤和/或生理功能紊乱的一类疾病。孙教授认为哮喘发病中起主要作用的是风邪,因风性轻扬,易袭阳位,首先犯肺,壅阻气道,肺失宣降,故见喘息急促。亦因风邪引触,致哮喘多兼流涕、鼻痒、喷嚏等卫表症状。且风为百病之长,多为疾病发作的先导,风邪可夹寒热燥邪侵袭人体,触动宿痰发病,故临证重点仍在于风,所谓治哮先治风,风息喘促,从风痰论治,再从中分寒热。孙教授认为治疗哮喘急性发作的关键在于祛风,皆因哮喘发作多是外邪尤为风邪触动痰浊,导致风痰阻截于气道,宣降失衡,肺气上逆,故须以祛风为首要,兼行化痰,方使病邪得以达外,肺气得以宣降,宿痰得以平息。孙教授在临床上治疗哮喘急性起病多选用自拟麻杏定喘汤,药用射干、炙麻黄、紫苏子、北杏仁、浙贝母、紫菀、款冬花、防风、地龙干、法半夏、海蛤壳、甘草,据不同兼夹症而随症加减。如偏热者,加蒲公英、鱼腥草、天竺黄;偏寒者,易海蛤壳为鹅管石,加细辛;纳差者加鸡内金、莱菔子;咽痛者加玄参、桔梗;鼻塞者加辛夷花、苍耳子等。

病案:刘某,男,68 岁,因"反复发作性气促 20 年余,再次发作 1 周",于 2014 年 5 月 22 日初诊。

患者 20 余年前不慎受凉感冒后反复出现气促,咳嗽,胸闷憋喘,咽痒干咳,无鼻塞流涕,无头痛头晕,曾在徐州某医院确诊为支气管哮喘。平素规律使用沙美特罗替卡松吸入粉雾剂治疗,口服茶碱缓释片等药物,气促时有发作。1 周前患者受凉感冒后出现气促,咳嗽加重,干咳,咽痒,曾到徐州某医院呼吸科诊治,效果不理想,故来我院求诊中医治疗。现症见呼吸气促,咳嗽,以干咳为主,咽干、咽痒,口干,时心慌、胸闷,纳谷可,夜寐欠香,无恶寒发热,无鼻塞流涕,舌质淡红,苔黄,脉滑数。

孙教授诊断为哮病,证属风热犯肺,治宜祛风化痰,清热宣肺,止咳平喘。方选越婢加半夏汤加减。

处方：炙麻黄 6g，射干 12g，杏仁 10g，炒黄芩 10g，蒲公英 15g，紫苏子 12g，浙贝母 30g，紫菀 15g，款冬花 30g，法半夏 15g，炙旋覆花 15g，防风 15g，地龙 10g，白果 12g，甘草 5g。5 剂，每日 1 剂，水煎约 200ml 口服。

二诊：患者气促、咳嗽较前减轻，恶寒发热症状消失，诉四肢乏力，纳谷不思，夜寐不安，前方去炒黄芩、蒲公英，加炒楂曲各 15g，茯苓 15g，炒鸡内金 15g，夜交藤 30g，酸枣仁 30g。7 剂，水煎服，每日 1 剂。其后随访患者，气促、憋喘、咳嗽症状缓解，哮喘症状控制尚佳。

按：本病例起病已达 20 年之久，现为急性发作，主要症状为呼吸气促，咳嗽，以干咳为主，咽干、咽痒、口干，舌质淡红，苔黄，脉滑数。孙教授认为本病为外感风热引起，风热与痰相搏结，堵塞气道，肺失宣降，上逆为喘，治疗上以祛风化痰、清热宣肺、止咳平喘为主。孙教授强调，对于哮喘的辨证要分清主次，治疗上应急则治其标，缓则治其本，因此首方以越婢加半夏汤加减。方中麻黄宣肺平喘，黄芩、蒲公英清热肃肺，紫菀、款冬花、法半夏、炙旋覆花、紫苏子、地龙化痰降逆，止咳平喘，白果敛肺，并防麻黄过于耗散，防风祛风固表，甘草调和诸药。二诊时孙教授认为哮喘症状改善，热邪消去，但患者四肢乏力，纳谷不思，夜寐不安，遂去炒黄芩、蒲公英，加炒楂曲、茯苓、鸡内金健脾消食，夜交藤、酸枣仁养心安神，其后患者气促缓解。

2. 从痰瘀论治——化痰散瘀法　《素问·示从容论》言："喘咳者，是水气并阳明也。"最早指出痰饮可导致哮喘的发生。后世朱丹溪将痰饮致哮的思想进一步发扬，明确提出"专主于痰"理论。孙教授认为哮喘与痰瘀关系密切，"痰瘀"既是哮证发作的病理产物，亦是哮证的致病因素，久病哮喘可见痰瘀互阻，哮喘反复发作，宿痰伏肺，搏结气道，致使肺管痉急不利，肺失宣发肃降，津液聚而生痰，痰阻脉道，血行不畅，则瘀血阻滞，痰瘀互阻为哮喘的宿根。痰瘀二者皆属于阴邪，重浊黏腻，停聚无常，阻塞气机，肺失宣发，形成气郁气乱之势。同时痰瘀伏肺，结成窠臼，则可成为哮证潜在的发病"夙根"。朱丹溪说"痰夹瘀血，遂成窠囊""病似邪鬼……导去痰滞，病乃可安"，揭示了痰瘀为病缠绵难愈的特点。《灵枢·百病始生》："温气不行，凝血蕴里而不散,津液涩渗,著而不去,而积皆成矣。"孙教授在临床上治疗支气管哮喘时重点强调:无论是发作期还是缓解期,都要清除夙根,注重应用理气化痰、活血化瘀法以清除顽症痼疾,减少哮喘发作。因此,临床治疗热哮时常予清肺化痰、行气活血、宣肺定喘之法,用药选择黄芩、桑白皮、麻黄、石膏、莪术、竹茹、地骨皮、淡竹叶、桔梗、丹参、赤芍、地龙等;寒哮常予温肺化痰、益气活血、降逆平喘之法,用药选择麻黄、干姜、白僵蚕、桂枝、生姜、法半夏、细辛、射干、白前、天南星、苦杏仁、橘红、黄芪、党参、厚朴等。

病案:张某某,男,72岁,2014年1月28日因"咳喘反复发作十余年,加重3天"就诊。

患者十余年来咳喘反复发作,每遇寒冷或变换季节则症状加重。平素使用茶碱缓释片、贝莱口服液、沙美特罗替卡松吸入粉雾剂等药物。就诊时症见喉间哮鸣如水鸡声,咳嗽,咳痰不爽,咯吐白泡沫痰,喘息气促,咽痛,伴胸闷气短,形寒怕冷,纳食一般,二便调。查体:桶状胸,肋间隙增宽,双肺满布哮鸣音及散在细小湿啰音。心率92次/min,律齐,舌质暗夹紫气,苔薄白,脉弦。

中医诊断:哮证,证属痰瘀互结。西医诊断:①慢性喘息性支气管炎合并感染;②阻塞性肺气肿。治以温肺化痰,益气活血,降逆平喘。

处方:丹参30g,干姜6g,法半夏12g,瓜蒌15g,细辛3g,苦杏仁6g,橘红10g,莪术6g,地龙10g,水蛭6g,炙款冬花30g,炙紫菀15g,麻黄6g,白前12g,射干15g,五味子12g,葶苈子30g,苏子12g,大枣10g,甘草5g。7剂,水煎200ml口服,每日1剂。

治疗2周后,症状得到明显改善,咳痰减少,胸闷气短减轻,喉中哮鸣之声症状已轻,哮喘症状缓解。

按:孙老认为哮喘病的发生多因痰饮内停,血脉瘀阻,气机阻滞,肺失宣肃所致,而痰饮、瘀血均为阴邪,易胶结为患,致病具有协同性,故治疗以祛痰行瘀、宣肺止咳为主。方中丹参、水蛭、地龙、莪术活血化瘀,瘀血去,新血生,脏腑得养,气机调畅,津液得以正常输布,使胶结之痰得祛,痰的再生之根得除;且地龙本身有行水之功,可助化痰;丹参在活血之中又有养血之用,一药双得。用麻黄、射干宣肺化痰利咽,干姜、细辛、半夏温肺化饮降逆,葶苈子、苏子泻肺降逆,酌加杏仁、白前、橘红化痰利气。瓜蒌泻肺祛痰,宣通心阳,使脉络流畅,是治疗哮喘不可缺少的一味主药。款冬花、紫菀化痰止咳,五味子收敛肺气,大枣、甘草调胃和中。以上诸药共奏温肺化痰,益气活血,降逆平喘之功。因药证合拍,故收效良好。

3. 从肺肾虚损论治——补肺益肾法 清代何梦瑶《医碥》云:"气根于肾,亦归于肾,故曰肾纳气,其息深深;肺司呼吸,气之出入,于是乎主之。"林珮琴《类证治裁》中有对喘证的描述:"肺为气之主,肾为气之根,肺主出气,肾主纳气,阴阳相交,呼吸乃和。若出纳升降失常,斯喘作焉。"孙教授认为,哮喘反复发作势必损伤正气,致肾气虚弱,肾为气之根,故必须重视治肾,纳气归元,使根本得固。常用自拟补肾固本平喘汤为基础方,药用:巴戟天、补骨脂、山萸肉、仙灵脾、白术、茯苓、防风、五味子、大枣、紫河车、细辛、生黄芪、沙参、蜜麻黄、杏仁、款冬花、苏子、法半夏、地龙、菟丝子、蛤蚧、甘草。

病案:李某某,男,72 岁,2014 年 6 月 22 日因"反复憋喘十余年,加重 2 周"就诊。

患者十余年来憋喘反复发作,时轻时重,近两年憋喘加重,动则喘甚,一直规律使用雾化吸入沙美特罗维持,并间断服用茶碱缓释片、地塞米松等,症状未见明显好转。2 周前因受凉出现憋喘加重,呼吸困难,动则喘甚,咳少无痰,形寒肢冷,双下肢浮肿,心慌,纳差乏力,夜寐欠香,舌质淡,苔薄,脉沉细。

证属肺肾两虚。治拟补肾固本,补肺纳肾。方选补肾固本平喘方加减。

处方:巴戟天 15g,补骨脂 15g,山萸肉 15g,仙灵脾 15g,白术 15g,防风 15g,云茯苓 15g,五味子 15g,大枣 10g,紫河车 6g,细辛 3g,生黄芪 30g,蜜麻黄 6g,杏仁 12g,款冬花 30,苏子 10g,法半夏 12g,地龙 6g,菟丝子 15g,甘草 5g。14 剂,水煎服,每日 1 剂。

二诊:患者气喘、咳嗽均减轻,诉纳差,苔脉如前,原方加炒鸡内金 15g,

炒楂曲各 15g。连服 21 天,患者憋喘缓解,持续半年未作。

按:孙教授认为,肾气不足并不是哮喘后期才会出现,它伴随着疾病发生的全过程,主张在早期应用健脾温肾治疗,对巩固疗效、提高患者自身体力和抗病能力、减少或停止复发有明显效果。后期以补肾固本平喘为主。肾无生气之根则肺难为气之主,肾乃先天之本,如肾阳不足,则无以化气卫外,致使机体易感非常之邪(如过敏性抗原),且肾与肺为子母关系,子虚必夺母气而自养,肾虚者必易致肺虚,肺虚则肃降失调,而发为哮喘,故哮喘其标在肺,其本在肾。

4. 从肺脾论治——补肺健脾法 李中梓《医宗必读》云:"肺为贮痰之器,脾为生痰之源。"吴澄《不居集》谓:"盖痰之生也,多由于脾……脾气虚则不能致精微于肺,以化其津液也……痰之来也,多由于肺……肺气虚则不能水精四布,而浊瘀凝聚也。"脾胃虚弱受损,不能运化水湿,肺失肃降或水谷不能运化,气血不足,中气下陷,不能滋养心肺,肺气亏虚,致上源失疏,脾失健运,水湿成饮成痰,而致痰浊阻肺致喘,临床表现为气喘、咳嗽、咳痰等症状。孙教授在治疗哮喘时十分重视调补脾胃之气,认为脾胃强则诸脏强,脾胃弱则诸脏弱。治痰不理脾胃,非其治也。

病案:夏某某,男,36 岁,2014 年 11 月 23 日因"反复咳喘 1 年余,恶心呕吐 1 周"就诊。

患者 1 年前无明显诱因出现咳喘,表现为晨起后咳嗽气喘,伴痰多及呼吸不畅,痰时白时黄,痰吐出后有咽痒感,1 年来一直用雾化吸入沙美特罗维持,并间断服用茶碱缓释片、罗红霉素胶囊、地塞米松等,症状未见明好转,近 1 周出现食欲不振,食入难化,恶心,时呕吐,胃脘痞闷,乏力,大便溏薄,舌淡胖苔白,脉弦滑。既往有过敏性鼻炎病史。

中医诊断为哮证,辨证属肺脾气虚证;西医诊断为支气管哮喘。治拟补肺健脾,和胃降逆;方选香砂六君子汤加减。

处方:党参 15g,炒白术 15g,法半夏 15g,生姜 6g,茯苓 15g,陈皮 12g,煨木香 6g,砂仁 6g(后下),炙甘草 5g,大枣 10g,炙鸡内金 15g,生黄芪 20g。7 剂,每天 1 剂,水煎服。

二诊时患者恶心、呕吐症状消失,纳谷渐香,二便畅。

按:孙教授认为,哮喘日久致肺气亏虚,且长期口服茶碱缓释片、罗红霉素胶囊、地塞米松等西药,致脾胃受损。方中党参、白术、茯苓、甘草健脾益气,半夏、生姜祛痰降逆、和胃止呕,黄芪补益肺气,陈皮、砂仁、木香理气降逆,大枣、炙鸡内金健脾开胃,顾护胃气。可见孙老在平喘化痰止咳的同时,必用顾护脾胃之药,如炙甘草、大枣、炙鸡内金等。对于年老或体弱痰多及需要用药峻猛的哮喘发作期患者而言,使用鸡内金除了顾护脾胃,还能化痰饮。在调和诸药及固护正气的同时更能健脾开胃,在哮喘发作时予葶苈子配合大枣,泻肺而不伤脾。脾胃强健,正气旺盛,能抗御外邪,增强机体免疫功能,提高抗病能力,驱邪外出,减少哮喘发病机会,对预防气管哮喘的复发起到重要作用。

三、脾胃病临证治验

孙凤霞教授认为胃病常见于实证,多湿热、多痰、多气滞;脾多虚证,脾虚多为气虚、阳虚。脾胃病往往相兼为患,亦应脾胃同治。脾胃病往往和情绪变化、肝气郁结相关。孙老临床以治疗消化内科疾病为其专长,尤擅长治疗胃病,其诊疗特点表现为以下几个方面:

1. 四诊合参,尤重舌诊 舌为脾胃之外候,苔乃胃气之所熏蒸,《灵枢·经脉》:"足太阴之脉……连舌本,散舌下",精辟地概括了舌与脾胃的相互关系。舌体与苔的变化在脾胃病辨证中常反映脾气的盛衰和胃气的强弱,对临床治疗脾胃病具有指导意义。因此,舌象的形成和变化亦是脾胃功能状态的反映——"舌为脾胃外候"。舌苔与舌色,可反映脏腑虚实、气血盛衰、津液盈亏、邪正消长、病情顺逆等情况。正常舌苔是薄薄的颗粒均匀、干湿适中的薄白苔,《伤寒论本旨·辨舌苔》中"舌苔由胃中生气所致,而胃气由心脾发生,故无病之人常有薄苔",说明舌苔是胃气熏蒸所化,舌苔的变化可推测病邪性质、病位深浅。如胃脘痛肝胃气滞者舌苔薄白,舌色淡红;寒湿中阻者舌苔薄白腻,舌色淡红;湿热蕴结者舌苔薄黄腻,舌质淡红或红。在溃疡病中,脾胃虚寒者舌苔薄白、薄白腻、薄黄腻,舌质淡;湿热气滞者舌苔白腻或黄腻,舌质淡红或红。因此,通过对舌象的细致观察,可以判断脾胃的盛衰、寒热与强弱,分析脾胃疾病的病因病机,通过四诊合参,辨证与辨病相结合,才能更好地做到药到病除。

2. 审证求因,重视肝胃调理 临床上引起胃痛的病因归纳起来大致有以下几种:外邪犯胃、饮食不节、情志不畅、脾胃虚弱、肝气犯胃等,孙老根据多年的临床经验,将胃痛分为肝胃气滞、脾胃虚弱、胃络瘀阻、肝胃郁热、脾胃虚寒、胃阴不足、脾胃湿热等型。通过对门诊患者就诊情况的观察,孙老认为,情志不畅导致的胃痛是门诊的常见病和多发病,发病率最高。随着社会的进步和生活水平的提高,现代社会生活节奏快,人们压力越来越大,易出现情志变化,易怒、易抑郁,导致肝失疏泄,横犯脾胃,而致肝胃不和或肝脾不和,气血阻滞则胃痛,忧思焦虑则伤脾,脾伤则运化失司,升降失常,气机不畅。随着社会的发展,人口老龄化加快,老年患者增多,易出现脾胃功能下降,年老体虚,气血不足,气虚不能生血,脾胃虚弱,运化无权,升降转枢不利,气机阻滞而致脾胃虚弱型患者临床也较为常见。

孙老认为"生病起于过用",语出《素问·经脉别论》,过劳、放纵不节、强力妄为、偏嗜食味等,都可使机体的生理活动超出正常范围,从而引起疾病发生。

3. 注重辨病和辨证相结合 孙老在临床教学中一直坚持分析病机时,需注重辨病和辨证相结合,辨病为纲,辨证为目。如在辨证胃痛时:

首辨寒热:外受寒凉或过食生冷而发病,胃中隐痛,得温或热饮则痛减者属寒;胃中灼热,痛势急剧,得冷饮或受凉则痛剧属热。

次辨虚实:暴痛,痛势剧烈,拒按,食后痛甚或痛而不移,病无休止则属实;若胃痛日久或反复发作,痛势绵绵,痛而喜按,得食痛减,或劳倦加重,休息减轻则属虚。补而痛剧者属实,攻而痛剧者属虚。"夫面色萎白,则望而知其气虚矣;言语轻微,则闻之而知其气虚矣;四肢乏力,则问之而知其气虚矣;脉来虚弱,则切之而知其气虚矣;如是宜补。"

再辨气血:从疼痛性质分,若以胀痛为主,伴有嗳气者属气滞;痛如针刺或伴吐血者属血瘀。从疼痛部位分,若以游走不定,攻窜作痛者为气滞;痛有定处,或扪之有包块者为血瘀。

辨在胃、在肝、在脾:在胃多属胃病初期,常因外感、伤食引起,症见胃脘胀痛、闷痛、嗳气、痛无休止、大便不爽、脉滑等;在肝多属反复发作,多与情志不畅有关,孙老指出,胃脘疼痛作为主证的疾病大多为非特异性症状,在辨证由情志不畅诱发胃脘痛时,一定要结合患者的生活史、社会关系、工作状况、既往史等仔细询问病史,从根本上进行诊治;在脾多属久病,胃痛绵绵,进食可舒,劳倦则重,休息则轻。胃病与胃、肝、脾关系最为密切,辨证时要注重肝胃、脾胃之间的关系。

4. 治疗上注重辨证施治 脾喜燥恶湿,胃喜润恶燥,所以我们临床诊疗疾病时需要根据病情变化辨证施治,用药不能滋腻,否则湿困脾阳,用药也不能辛燥,既要清淡又要灵活变通;既要照顾脾胃,又要疏理肝气,所谓治肝可以安胃,肝气条达,胃不受侮,则胃自安。

(1) 肝胃同治法:胃痛与肝、脾、胃关系密切。肝气郁结,横逆犯胃,肝胃气滞,肝主疏泄而喜条达,若情志不遂则肝气郁结不得疏泄,横逆犯胃而作胀痛。气机不利,肝胃气逆,故出现嗳气、脘胀。如情志不和,则肝郁更甚,气结更加,故因情志而痛作。治疗上孙老常用胃病Ⅰ号方(主要由醋柴胡、香附、青皮、陈皮、广郁金、半夏、蒲公英、丹皮、醋延胡索、木香等组成)疏肝和胃、理气止痛。肝胃不和,气机郁滞,久而化热,导致肝胃郁热。若肝热犯胃则症见脘胁烦痛、痛势急迫、泛酸嘈杂、烦躁易怒、口干口苦、喜热饮、舌质红、苔黄、脉弦滑数。孙老治疗肝胃郁热型胃痛常采用胃病Ⅱ号方(主要由川贝母、浙贝母、黄芩、陈皮、半夏、蒲公英、丹皮、白芍、黄柏、厚朴等组成)。若罹患胃病数载久治不愈,胃镜提示慢性萎缩性胃炎伴肠化、异型增生,常采用胃病Ⅲ号方(主要由沙参、丹参、茯苓、郁金、白花蛇舌草、莪术、石斛等组成)化裁。若胃脘灼痛,口苦咽干,恶心明显,采用小柴胡汤加减;若肝热移肠,大便干结,加决明子、芦荟等清肝泻热通便之品。孙老指出,肝为刚脏,不可过多过量使用辛香燥烈之品。

(2) 脾胃同治法:胃病延久,内传于脾,脾属阴土,喜燥恶湿,主运化,输布精微,以升为健,若脾气受伤,轻则中气不足,运化无权,继则中气下陷,升降失司;再则脾胃阴虚,阴寒内生,胃络失于温养。脾胃之病多属虚证,治疗上当以温补为主。脾胃虚寒型胃痛,症见胃脘隐痛、遇寒或饥时痛剧、得温或进食则痛减、喜暖喜按、面色无华、神疲肢倦、四肢不温、食少便溏、舌淡胖边有齿痕、苔薄白、脉沉细无力。孙老常选用黄芪建中汤加减。

孙老根据多年的临床经验,认为病程短的浅表性胃炎常见气滞、热郁等症,但病程长的慢性浅表性胃炎大多存在不同程度的寒热错杂现象,病机关键即在于一个"久"字,湿阻病程缠绵,寒热互相转化,寒郁日久可以化热,食滞日久可致积热,气滞木郁易生郁热,阴液亏损则亦生内热;久病耗气,脾胃虚弱可生脏寒;或脾胃既虚,冒受风寒,过服苦寒之药,克伐脾胃,亦生内寒,如此往复,寒热互结,气机升降失调。先贤张仲景往往寒热并用,即是此义也。若除胃脘疼痛以外,可见恶心呕吐、嗳气、肠鸣便溏或秘结、舌质淡、苔薄黄腻、脉细滑等胃强脾弱、上热下寒者,孙老多选用半夏泻心汤或黄连理中汤化裁。如胃中泛泛欲呕,呕吐不止,多处就医疗效不显,则方中加入伏龙肝一味为引,每每效果甚佳。

(3) 活血化瘀法:胃乃多气多血之腑,气为血之帅,血为气之母,气行则血行,气滞则血瘀,或吐血、便血停积于胃,胃络不通成瘀血,症见胃脘疼痛、痛如刀割、痛有定处、拒按、胃痛常反复发作而不愈、面色晦暗无华、唇暗、舌紫或有瘀斑、脉涩。孙老临床上尤重视舌下静脉的视诊,发现萎缩性胃炎患者普遍存在舌下静脉瘀紫、增粗或曲张,认为这也是脾胃血瘀的重要标志。结合现代检查,萎缩性胃炎患者大多有免疫功能失常和血液黏滞度增高。胃镜提示:胃黏膜红白相间或苍白、充血水肿、糜烂,以及病理提示肠上皮化生,不典型增生等,都提示气虚血瘀的存在。孙老常采用丹参饮合失笑散加减。若血瘀而见脾胃虚弱,可加党参、黄芪健脾益气以助血行,若血瘀兼血虚者,宜用丹参饮、启膈散、四物汤等养血化瘀之品。"胃病之发,必有聚瘀",故孙老在治疗中十分注重活血化瘀法的应用。

(4) 清胃泻热法:"气有余便是火"。胃气阻滞、日久化热,症见胃脘灼热,得凉则减,胃热久积,腑气不通,故大便秘结,排便不畅,舌质红、苔黄少津,脉滑数,孙老常采用自制清幽除满汤(由黄连、黄芩、大黄、半夏、枳实、厚朴、蒲公英、延胡索等组成)清胃泻热、和中止痛。

此外,孙老在治疗肝胃气滞时,还常使用逍遥丸、柴胡疏肝散,脾胃虚弱使用四君子汤、参苓白术汤、香砂六君子汤,脾胃湿热使用三仁汤等。

(5)临床验案

病案1:李某,女,48 岁。2010 年 10 月 26 日初诊。

脘胁胀痛 1 周余。

患者平时性情暴躁,动辄易怒,有高血压病史 5 年,平时口服缬沙坦等药物,血压控制基本达标。1 周前因与家人生气,出现胃脘胀痛,连及两肋,自服木香顺气丸后症状仍不缓解,遂来就诊。刻诊:胃脘胀痛,连及两肋,攻撑走窜,喜太息,口干口苦,纳谷欠香,夜寐不安,大便稍干,小便正常,舌苔薄白,脉弦滑。

辨证:肝气郁结,横逆犯胃,肝胃气滞,胃失和降。

治法:疏肝和胃,理气止痛。

处方:醋柴胡 12g,香附 10g,煨木香 6g,青皮 10g,陈皮 10g,广郁金 15g,醋延胡索 12g,川芎 12g,川连 6g,杭白芍 12g。3 剂,常法煎服,每日 1 剂。

二诊:2010 年 10 月 29 日,胃脘胀痛明显减轻,仍诉口干口苦,大便稍干,两肋胀痛。已初见成效,效不更方,当守原方加丹皮 12g,炒山栀 10g,以疏气泄热。3 剂,常法煎服,每日 1 剂。

三诊:2010 年 11 月 12 日,胃脘胀痛已缓解,口干口苦症状明显减轻,食欲转振,夜寐渐安,二便自调,药获效机,继用上方巩固之,5 剂水煎服,每日 1 剂。

按:此乃情志不舒导致的慢性浅表性胃炎。孙老认为胃痛的发生多与情志不畅、外邪犯胃、饮食不节、脾胃虚弱等有关。胃痛初发为实证,病位主要在胃;病久常见虚证,病位主要在脾。本例患者主要病因为情志不畅、肝气郁结、横逆犯胃而致胃失和降,出现胃脘痛。因此,理气和胃是治疗情志不舒导致消化功能紊乱的关键。同时要结合患者的生活史、家庭状况、社会关系等,仔细询问病史,从源头上辨证论治。

病案2:赵某,男,62 岁。2019 年 6 月 10 日初诊。

脘腹疼痛,大便溏薄,间作两月。

患者既往有慢性胃炎、慢性结肠炎等病史多年,平素四肢怕冷,喜食热饮,喜暖喜按。2个月前因进食冷饮后出现胃脘疼痛,痛势剧烈,恶心呕吐,大便日行3~4次,便溏,腹中怕冷,家人用暖水袋温暖后痛势减弱。至我院行胃镜检查,诊断为慢性浅表性胃炎伴糜烂,Hp(+),在门诊予抗Hp治疗1周,药选克拉霉素、阿莫西林、奥美拉唑等。胃脘疼痛减轻,但仍痛势绵绵,时轻时重,大便溏,日行一次,遂来就诊。刻诊:胃脘隐痛嘈杂泛酸,时轻时重,喜热饮,喜暖喜按,消瘦明显,面色无华,手足不温,四肢乏力,纳差,便溏,日行一次,舌质淡胖,边有齿痕,苔白腻,脉沉细无力。

辨证:脾胃虚寒性胃痛。

治法:温中健脾止痛。

处方:生黄芪30g,杭白芍12g,桂枝12g,土荆芥6g,炙甘草5g,生姜10g,大枣5枚,饴糖15g,煅瓦楞子30g(先煎),乌贼骨30g(先煎),吴茱萸1g,川连6g,荜澄茄6g,肉桂3g,蒲公英15g。3剂,常法煎服,每日1剂。另:荆花胃康胶丸2盒,每次2粒,每日3次。

二诊:2019年6月14日,仍诉胃脘隐痛,但较前有所减轻,舌质淡胖,边有齿痕,苔白,大便溏,考虑有脾虚湿盛,上方加怀山药30g,云苓15g,增强健脾化湿之力。7剂,常法煎服,每日1剂。

三诊:患者胃脘隐痛、嘈杂、泛酸等症状得以缓解,仍诉四肢无力,神疲肢倦,纳差,上方去煅瓦楞子、乌贼骨,加党参15g,广陈皮15g,鸡内金10g,以益气醒脾,助运消食之功。

按:患者有慢性胃炎、慢性结肠炎等病史多年,胃镜检查,诊断为慢性浅表性胃炎伴糜烂,Hp(+),并在门诊予抗Hp治疗1周,这是一例典型的幽门螺杆菌引起的慢性胃炎伴糜烂,西医诊断已明确,当以辨病为主,以辨证来确定病机。孙老认为该患者的基本病机是脾胃虚寒,因此温中健脾是治疗的关键。孙老认为本病病位在脾胃,胃病日久,累及脾阳,故胃痛绵绵,得温即舒,喜温喜按。脾为气血生化之源,不足则气血虚弱,机体失养,致面色无华,神疲肢倦。脾虚失运,故食少便溏,脾阳虚弱,不能温暖四肢致手足不温。舌苔脉象均表现为脾胃虚寒之象。孙老指出吴茱萸不可量大,因其性味辛温,易伤胃阴;黄连、蒲公英、土荆芥具有明显抗 Hp 功效。

四、黄褐斑治验

黄褐斑也称肝斑,为面部的黄褐色色素沉着,斑片不高出于皮肤,常对称分布于颧颊部,也可累及眶周、前额、上唇和鼻部,边缘一般较明显,无主观症状和全身不适,色斑深浅与季节、日晒、内分泌因素有关,精神紧张、熬夜、劳累可加重皮损。血中雌激素水平高是主要原因,其发病与妊娠、长期口服避孕药、月经紊乱有关,也见于一些女性生殖系统疾患,日光可促使发病。多见于女性,男性患者约占 10%,有研究认为男性发病与遗传有关。中医属"黧黑斑""面尘"范畴。孙凤霞教授结合自身多年中医临床经验,重视辨证论治,辨病与辨证相结合,对于黄褐斑有独到见解,现介绍如下。

1. 顺应月经周期,注重调经与治斑相结合　女子以血为本,治斑遵循妇科调经规律,补肾是中医调治月经的基本治则,月经与颜面生斑关系密切。因此,应注重调经与治斑相结合。肾藏先后天之精,肾精化为肾气,肾阳对机体有温煦激发、兴奋蒸化、封藏和制约阴寒等作用,能够促进人体的新陈代谢,使各种生理活动进程加快。肾阳充则经脉得以温养,寒凝血滞乃通,颜面得以濡养则斑自退,肾阳虚则蒸腾气化无权,阴气弥散,肾之本色泛于颜面而成黧黑斑。另外,血气失调与颜面生斑关系密切,肾藏精,精化血,肾气充则血气化生有赖,血气充则颜面气血调畅,斑自退。因此,孙老在治疗黄褐斑时,月经前因势利导,促进来潮基础上加大疏肝理气、活血化瘀药量,如郁金、香附、佛手、当归、川芎、丹参、赤芍、白芍等。月经后的卵泡期,基本病理生理为血海亏虚,调斑时多以填精补血为主,常用枸杞子、当归、淫羊藿、熟地、山茱萸、续断、桑寄生等。排卵时的氤氲期,调斑以补肾为主,促卵泡排出,常用巴戟天、女贞子、旱莲草、丹参、熟地等。

2. 重视疏调气机的运用　传统中医理论认为妇人病多忧郁伤肝,肝气郁结,气滞络痹。孙老在治疗黄褐斑时注重以疏调气机为基础,临证加减。

孙老认为:疏调气机的核心在于舒展肝气,恢复其正常的疏泄功能,以保持人体气机的调畅运行。五行之中,肝属木,性喜条达而恶抑郁,肝为刚脏,当其处于正常状态时可有舒畅情志,疏利气机,疏泌胆液,疏调月经,疏通三焦作用。且肝藏血,肝血充沛则肝体和柔,气机调畅,血运通顺,爪甲荣润;肝主谋虑,与精神情志密切相关,肝气条畅,则气血调和,有望缓解或消除由气机不畅所致的各种继发性病变和有关症状,此即疏调之核心或靶点所在。明代张介宾云:"明得个中趣,方是医中杰,行医不识气,治病从何据。"因此,孙老结合临床诊疗工作,自创养颜祛斑Ⅰ号合剂。方药组成:柴胡10g,当归10g,丹参12g,丹皮12g,茵陈30g,白蒺藜12g,枳壳10g,白芍12g,茯苓15g,薄荷6g,黄牛尾30g,桑白皮12g。

3. 重视调理五脏　肝为将军之官,主升,喜条达,主藏血,协调气血运行。肝失疏泄则气机郁结,气滞血瘀,郁久化热,灼伤阴血,或肝血不足,血液亏虚,颜面气血失和而斑自生。故治疗黄褐斑的同时,需配以疏肝理气之药。肺主皮毛,司呼吸,《素问·五脏生成》:"肺之合皮也,其荣毛也。"五行学说认为,肾主水,肺主金。五色中黑主肾,白主肺。由金水相生理论可知,从肺论治黑色皮肤病变,故治疗中常佐以宣利肺气之品,如防风、蒺藜、薄荷、白芷、桑白皮等。心为君主之官,对各脏器和物质具有统领和主宰作用。心搏动有力,将血液输送到全身,为各组织器官活动提供养分,并带走代谢产物,若心气不充则心血亏少,血行瘀滞,不能上濡于面,颜面失养而生斑,故治疗中常佐以酸枣仁、五味子、远志等养心宁心之品。脾胃为气血生化之源,对延缓衰老进程有重要作用,饮食不节,或忧思伤脾,皆会导致脾失健运,运化失职,气血亏虚,不能上荣于面,面色萎暗不华,故治疗中常佐以茯苓、白术、山药、苡仁等益气健脾之品。肝肾同源,精血同源,肾精盛衰影响血液的盈亏。《诸病源候论》:"五脏六腑,十二经血,皆上于面,夫血之行。俱荣表里,人或痰饮渍脏,或腠理受风,致血气不和,或涩或浊,不能荣于皮肤,故变生黑皯。"由此看来,颜面生斑与气血失调关系密切。治疗中常配以续断、桑寄生、枸杞子等滋补肝肾之品。

4. 重视中药配伍规律　如养血补肾不碍脾之运化,酌情配伍薏苡仁、茯苓、白术、陈皮等健脾益气之品；遵循阴阳互根互用原理，补阳时不忘养阴，补阴时酌情配伍补阳药。

5. 预防与调护相结合　面部日光暴晒易诱发和加重黄褐斑，因此嘱患者平素避免日光暴晒及辐射，停止使用化妆品，每日以清水洁面，多吃瓜果蔬菜，适当补充多种维生素，促进色素减退，忌食辛辣肥甘，保持大便通畅及心情愉悦，注意休息，避免熬夜、精神紧张。

6. 典型病案　王某，女，42岁，2016年4月29日初诊。

主诉：颜面褐斑2年余。

近2年来出现颜面褐斑，无痒痛，日晒及生闷气后颜色加深，曾在美容院行激光治疗，有一定效果，但斑半年后复见。平素多抑郁。月经量少，色淡质稀，经行乳胀腹痛。纳呆，腹泻与便秘交替，舌淡薄白，脉弦细。查体见颧部褐色斑片对称分布，褐斑中心色深，边缘色淡，边界不清。

辨证：肝郁脾虚，冲任失调。

治法：就诊时为经前3日，月经将至，结合月经周期，予疏调气机，理气化瘀，调和冲任之法。以养颜祛斑Ⅰ号合剂为基础，酌情加减治疗。

处方：柴胡10g，香附10g，郁金12g，丹参12g，川芎10g，茵陈30g，黄牛尾30g，枳壳10g，白芍12g，茯苓15g，薄荷6g（后下），佛手6g，青皮6g，桑白皮15g，白术10g，防风12g，枣仁30g，白芷10g，延胡索10g，当归15g，续断12g，甘草6g。3剂，水煎服，每日3次，2日1剂。

二诊：2016年5月10日。服上方4剂后，心情较前舒畅，月经来潮时痛经及乳胀有所缓解，量较前多，色红，黄褐斑无明显变化，舌脉同前，月经干净，结合月经后卵泡期治则，调斑时辅以补肾填精补血之品，治予上方增损之。

处方：柴胡10g，香附10g，丹参12g，茵陈15g，白芍15g，桑白皮15g，当归15g，续断12g，淫羊藿12g，熟地10g，山茱萸10g，怀牛膝12g，泽泻12g。5剂，水煎服，每日3次，2日1剂。

三诊：2016年5月20日。饮食有所好转，睡眠改善，面部黄褐斑颜色转淡,舌质淡红,苔薄白,脉细。遵循排卵氤氲期用药规律,因势利导。予疏调汤基础上加巴戟天 12g,女贞子 12g,旱莲草 12g。嘱患者服药 3 剂,每日1 剂。

四诊:2016 年 5 月 27 日。面部黄褐斑明显消退,身心愉悦,舌质淡红,苔薄白,脉细弦。患者诉月经将至,予疏调汤基础上,加大疏肝理气、活血化瘀药物剂量,并嘱其坚持用药,巩固疗效。注意日常调护。

五、慢性萎缩性胃炎治验

慢性萎缩性胃炎属中医"胃脘痛""嘈杂""痞证"等范畴。临床上主要表现为上腹部闷胀、疼痛、嗳气频繁、泛酸、食欲减退、消瘦、腹泻等症状。其致病原因每与饮食不节、劳倦不当、情志抑郁有关。这些病因长期直接或间接损伤胃黏膜(血络),久则及脾,造成脾胃虚弱,使胃受纳腐熟水谷、脾运化水谷精微的功能失健,运化不及,宿留中焦,气机郁滞,进而形成胃络瘀阻,发生虚实夹杂、中虚夹瘀之证,出现胃脘痛、痞满饱胀、纳少不饥、嗳气频作、舌下静脉怒张之象。慢性萎缩性胃炎是由慢性浅表性胃炎演变而来,在其病理演变过程中,胃黏膜出现充血、水肿、炎性渗出、糜烂、溃疡、出血、萎缩、肠上皮化生、异型增生等病变。中医认为疾病初期胃络瘀滞,此为瘀血阶段。日久不愈,至疾病中后期,瘀血日久,脉络不通。由此可知,慢性浅表性胃炎是胃黏膜炎性改变的初期阶段,萎缩性胃炎是胃黏膜炎性改变的最终阶段。从浅表性胃炎发展到萎缩性胃炎前期,继而转变成萎缩性胃炎,实际上是一种由浅入深、从轻到重的演变过程。其基本病机为脾胃虚弱、气虚无力行血,气滞则血瘀。

孙教授在诊治此病时尤重望舌,并特别强调要先望舌面的舌苔、舌质情况,是否有瘀斑,再让患者翘起舌头看看舌下静脉是否怒张,颜色是否瘀紫,甚至瘀黑。再认真切脉,有无沉涩脉象,由此推断病情的轻重缓急,以及预后。

孙老临床上将慢性萎缩性胃炎辨证分型为 6 种,分别为:

1. 肝胃不和型 此型常见于慢性萎缩性胃炎早期,临床可见胃脘胀满疼痛,走窜不定,痛连两胁,嗳气恶心,太息则舒,大便不畅,舌淡苔薄白,脉象沉弦。治宜疏肝解郁、和胃降逆为法。

2. 脾胃虚寒型 症见胃脘隐痛,喜温喜按;手足不温,遇寒痛甚,兼见面色无华,倦怠乏力,神疲懒言,食欲不振,大便溏薄,小便清长,唇淡口渴,舌淡苔白,脉象沉细。治以健脾养胃、温中祛寒。

3. 脾胃虚热型 症见脘腹灼痛,手足心热,口干舌燥,兼见脘痛喜按,嘈杂,饥不欲食,口渴,尿黄便干,舌红少津,脉象细数。治宜养阴和胃、扶土抑木。

4. 脾胃不和型 症见胃脘满闷不适,口中甜腻,不思饮食,大便不调,小便混浊。治宜芳香化湿、调理脾胃。

5. 胆火犯胃型 多见于胆汁反流性慢性萎缩性胃炎,症见胃脘灼热疼痛,嘈杂不已,口干口苦,有时伴见恶心或呃逆。大便干,小便赤黄,舌红苔黄,脉数。治宜泄肝利胆、和胃降逆。

6. 气滞血瘀型 多为慢性萎缩性胃炎晚期。症见脘腹刺痛,痛有定处,舌质紫暗,或有瘀斑,兼见呕血便黑,肌肤甲错,脉象细涩。治以行气活血、理气止痛。

慢性萎缩性胃炎患者特别是中重度萎缩性胃炎伴肠化或有不典型增生者,胃癌发病率比普通人群高,约有 5%～10% 的患者最终可转变为胃癌,1987 年世界卫生组织将其列为胃癌前期状态,但萎缩性胃炎与胃癌之间并无必然联系,而且对于胃镜提示慢性萎缩性胃炎,病理提示萎缩性胃炎伴肠化、不典型增生患者,如辨证准确,中医药治疗得当的话,病变是可以逆转的。

孙老平时注重慢性萎缩性胃炎患者的调护,俗语说"胃病三分治七分养",日常调护十分重要,常嘱咐患者注意饮食调摄、怡情悦性,尽量避免使用损害胃黏膜药物,如阿司匹林、吲哚美辛、红霉素、可的松等。

孙老行医六十余载,近年来临床观察数百例萎缩性胃炎患者,总结出其病理特点大多为慢性萎缩性胃炎伴肠化、异形增生,有的是黏膜慢性重度活动性炎症伴肠化、部分腺体不典型增生。孙老治疗本病以辛开苦降、消痞和中、理气活血、化瘀通络为法,她特别强调,予气滞血瘀型萎缩性胃炎以自制的胃病Ⅱ号、胃病Ⅲ号方化裁,加入活血化瘀药物,如莪术、蒲黄、仙鹤草、白花蛇舌草等能祛瘀生新,改善萎缩性胃炎萎缩的胃黏膜、腺体的营养供给,促进萎缩腺体组织的修复和再生,促进病理逆转。她嘱咐患者连续服用中药半载,其间不要间断,随时根据病情变化灵活加减。治疗半年后复查胃镜并嘱做病理诊断,大多数患者病情可好转或痊愈。胃镜提示慢性浅表性胃炎,有的伴轻度糜烂;部分患者病理提示慢性浅表性胃炎,胃窦黏膜慢性炎症。中医药治疗半年效果非常满意,扭转了以往认为萎缩性胃炎伴肠化不可逆转的观点。

病案 1:赵某,男,49 岁。2007 年 2 月 20 日初诊。

患者胃脘痞满饱胀,间作十余载,加重 1 周就诊。1 周前因劳累、饮食不节致胃痛又作,胃脘痞满饱胀,食后胀甚,嗳气时作,面色无华,二便自调,舌苔薄腻质紫,舌背静脉怒张,脉沉涩。胃镜提示:慢性萎缩性胃炎。病理示:慢性萎缩性胃炎伴肠上皮化生、不典型增生。脉证合参,证属脾胃虚弱,寒瘀互结,气机不畅。治宜辛开苦降,消痞和中,活血化瘀为法,寒热并用,和其阴阳,疏畅气机,调其升降。

方用半夏泻心汤加减。

处方:党参 12g,丹参 15g,姜半夏 12g,黄芩 12g,黄连 3g,干姜 3g,枳壳 12g,川朴花 10g,广木香 6g,白檀香 6g,砂仁(后下)3g,莪术 15g,川楝子 10g,大腹皮 12g,刀豆壳 12g,三棱 15g。7 剂,水煎服,每日 1 剂。

药后症情好转,痞满饱胀大减,嗳气间作,食欲不振,继用上方加生麦芽 15g,炒谷芽 10g,7 剂后患者胃痛消失,食欲转振。经过半年治疗,随症加减化裁,诸症悉除。复查胃镜示慢性浅表性胃炎,病理示黏膜炎症性病变。随访两年,至今未发。

按:患者为慢性萎缩性胃炎气滞血瘀型,治以行气活血、理气止痛为主,

《百草镜》中记载仙鹤草具有活血、理百病、散痞满的作用。莪术有活血、促进萎缩腺体组织修复和再生功效。孙老擅于根据患者病情变化辨证施治,若出现胃脘冷痛、喜温喜按,方中可加入温中和胃之品,如吴茱萸、肉桂等;若出现两胁胀闷不适,可加入疏肝解郁之品,如绿萼梅、合欢花、佛手等。

病案2:戚某,男,68 岁。

罹患胃病 20 余载,刻下:胃脘痞满,食后胀甚,胃中烧灼嘈杂,平素喜食热饮,胃脘隐痛,喜暖喜按。食欲不振,口干口苦,大便不爽,小便稍黄,舌苔白厚腻,质紫,脉细弦。胃镜提示慢性萎缩性胃炎,病理提示萎缩性胃炎伴肠上皮化生。

证属脾胃虚弱,寒热互结,气滞络瘀。治以辛开苦降、消痞和中、活血化瘀为法,方用半夏泻心汤、丹参饮化裁。

处方:党参 12g,姜半夏 12g,黄芩 12g,黄连 7g,干姜 3g,木香 3g,吴茱萸 1g,枳实 10g,川朴花 10g,丹参 12g,砂仁 3g(后下),乌贼骨 30g(先煎),莪术 6g。7 剂,水煎服,每日 1 剂。

按:汉代张仲景所著《伤寒论》明确提出"满而不痛者,此为痞"的概念,方中黄芩、黄连苦降泄热以和阳,半夏、干姜、吴茱萸辛开散痞而和阴,加乌贼骨有增强和胃止酸的作用。

二诊:药后病情明显好转,胃脘痞满饱胀减轻,胃中烧灼嘈杂亦减,食欲转振,二便自调,舌苔白厚腻渐化,质衬紫,脉弦缓,药获效机,上方继服。7 剂,水煎服,每日 1 剂。

患者随症加减用药半年后,复查胃镜提示慢性非萎缩性胃炎,病理提示慢性浅表性胃炎。

病案3:高某,男,65 岁。2010 年 5 月初诊。

罹患消化性溃疡数载,近年来胃脘痞满饱胀,食欲不振,食后胀甚,口干咽燥,形体羸瘦,面黄无华,每顿只能食一两饭,有时只能吃十几根挂面,神疲乏力,身高超过 1.7m,体重仅有 80 余斤。夜寐欠佳,大便不爽,小便稍黄,舌红无苔,脉沉细,胃镜提示慢性萎缩性胃炎,病理提示萎缩性胃炎伴肠化,胃体黏膜息肉。证属胃阴不足,气滞络瘀。治以滋阴降火,益胃和中为法。

处方:沙参 10g,麦冬 10g,炒白芍 15g,当归 15g,香橼 10g,石斛 10g,玉竹 10g,百合 12g,白花蛇舌草 15g,莪术 12g,神曲 15g,生麦芽 30g,佛手 6g。7 剂,水煎服,每日 1 剂。

二诊:药后食欲稍振,食量略增,口干口苦减轻,口中唾液亦有,夜寐转安,舌红少苔,脉细,继用上方加鸡内金 10g 以消食和中,根据病情上方增损之,灵活化裁,共服中药调制半年后,复查胃镜提示浅表性胃炎,病理提示浅表性胃炎伴糜烂。

2020 年 7 月 6 日,患者治愈十年后来诊,自述当年连续服药半载,体重增至 67.5kg,胃病旧疾一直未犯,十分欣慰,表示感谢。近日来因饮食不慎,生冷乱投,自感上腹部胀满,食欲不振,无嗳气、恶心呕吐等症,夜寐欠佳,二便自调,舌苔薄白,根白厚腻质衬紫,脉细弦。

《黄帝内经》云:"饮食自倍,肠胃乃伤。"证属湿阻中焦,气机不畅,治以健脾化湿、理气和中为法,方选不换金正气散化裁。

处方:苍术 12g,川朴 10g,陈皮 6g,藿香 10g,姜半夏 12g,炒麦芽 15g,鸡内金 12g,神曲 12g,白蔻仁 6g(后下),焦山楂 6g。7 剂,水煎服,每日 1 剂。

三诊:药后上腹部胀满消失,食欲转振,夜寐亦安,二便自调,舌苔薄白,质衬紫,脉细弦,药获效机,上方继进,7 剂,水煎服,每日 1 剂。

另嘱患者忌食生冷油腻之物,注意饮食调摄,以利康复。

按:方中苍术燥湿健脾;川朴除满宽中,藿香、白蔻仁芳香化湿;姜半夏、陈皮行气化滞开结;麦芽、鸡内金善消面食,神曲善消酒食,山楂善消肉食(油腻之物);诸药配伍,立获效机。

六、慢性结肠炎治验

慢性结肠炎是一种慢性、反复性、多发性,因各种致病原因导致肠道的炎性水肿、溃疡、出血病变。发病原因尚不十分清楚,病变局限于黏膜及黏膜下层,常见部位为乙状结肠、直肠,甚至整个结肠。本病特征是病程长,慢性反复发作,以腹痛、腹泻为主要特征,黏液便、便秘或泄泻交替发生,时好时坏,缠绵不断,可见于任何年龄。肠镜检查一般表现为结肠黏膜糜烂,充血、水肿、肠息肉,提示慢性结肠炎。

慢性结肠炎属中医学"泄泻"范畴,本病多为外感时邪、饮食不节或肝气郁结等原因所致,导致腹泻反复发作,迁延不愈;病久则脾胃虚弱、运化功能失调,脾病及肾,脾肾两虚,但临床中以脾虚者居多。其病机在脾,病位在脾、胃、肠。

孙老善于运用中药内服加中药灌肠治疗慢性结肠炎,她把本病分为湿热瘀阻、脾胃虚弱、脾肾阳虚、肝郁脾虚等4型。湿热瘀阻型:大便色黄褐而臭,肛门灼热,烦热口渴,小便短黄,舌红苔黄腻,脉滑数。脾胃虚弱型:大便时溏时泻,水谷不化,饮食减少,脘腹胀闷不舒,面色萎黄,肢倦乏力,舌质淡、苔白,脉细弱。脾肾阳虚型:久泻不愈,腹痛隐隐,神疲乏力,形寒肢冷,腰膝酸软,纳谷少思,大便溏薄,舌质淡红,苔薄白,脉沉细。肝郁脾虚型:每因抑郁、恼怒或情绪紧张时发生腹泻,平时多有胁肋胀满,嗳气食少,舌质淡红,脉弦。

孙老治疗此病时,常根据病情分型,辨证施治,区别用药。临床选用大黄 15g、仙鹤草 30g、桔梗 6g、乌梅炭 12g、冬凌草 12g、金银花 30g、黄连、马齿苋、蒲公英、黄芩、苦参各 15g、地榆 6g、甘草 15g、拳参 10g、石榴皮 10g 等组成基本方。湿热瘀阻型,加藿香、砂仁、白芷、茯苓、炉甘石;脾胃虚弱型,加黄芪、白术、山药、党参、茯苓;脾肾阳虚型,加附子、肉桂、五味子、补骨脂、白术、太子参;肝郁脾虚型,加白芍、陈皮、防风、木香、山药、苍术、白术、黄芪等。同时,孙老常结合中药保留灌肠治疗本病,选用白头翁汤加减,处方如下:白头翁 15g,黄连 7g,黄柏 7g,苦参 12g,地肤子 15g,银花 15g,小蓟 15g,加水煎后用双层纱布过滤去渣,再回锅浓缩至 50~70ml,温度为 36~37℃时,将锡类散(1/3 支)、云南白药 2 粒(去胶囊)、康复新液半瓶等药物加入上方中药,150ml,每晚一次常规保留灌肠。患者取左侧卧位并抬高臀部,缓慢将药物灌入体内,灌肠后左侧卧位保留30~45分钟,15天为1个疗程,连用2个疗程。治疗结束后大部分患者症状明显改善或消失,大便每日1~2次。

病案1:梁某,男,52岁,2012年6月12日就诊。

患者腹痛、腹泻,大便带脓血间断性发作15年,加重1个月就诊。自诉经常大便带脓血,每日10次左右,每因劳累、受凉、饮食不当加重,时轻时重,反复不愈,乏力腰困,平素怕冷,晨起即便,泻后腹痛减轻,舌质淡,舌体胖,苔薄白,脉细弱,外院诊断为慢性结肠炎,口服呋喃唑酮、小檗碱等药物,疗效不佳,慕名找孙老就诊。孙老查体后发现患者左下腹有明显压痛,大便常规检查示黏液多,红白细胞多。肠镜示:慢性结肠炎,直肠溃疡0.5cm×0.5cm。

孙老辨证为脾肾阳虚型泄泻,治以温肾健脾,方药汤剂如下:党参、扁豆、生苡仁各15g,木香、制附子各10g,补骨脂、白术、豆蔻、茯苓各15g,炮姜6g,砂仁6g,石榴皮12g,脱力草30g,黄芪15g,拳参10g,地榆6g,木槿花15g。同时选用中药灌肠,用白头翁汤加减。

治疗结束后患者症状明显改善,大便常规检查正常,肠镜检查:慢性结肠炎,直肠溃疡面消失,黏膜充血。

按:孙老常注重对脾胃的调养。对于本案病例,若纯用黄芪、党参、白术等守补中土,甘温壅气可致中土气滞,所以宜用升补之法,补中有升,清气得升,脾运来复,则浊阴自降。常用奇效良方六神散、四君子汤加黄芪、扁豆。在升补的同时要注意清化余邪,常选用地榆、石榴皮、拳参等药,既能清降利湿,又能收涩;木槿花泄化下焦瘀浊;脱力草即仙鹤草,有健脾和中,活血化瘀,缓急止痛的功效。

病案2:陈某,男,42岁。

恙已三载,患者大便干稀不准,腹痛肠鸣,复因饮食不慎,嗜酸辛辣油腻荤腥之物,宿疾即作,大便夹带脓血性分泌物,日行数次,排便不爽,腹痛肠鸣,食欲不振,小便自调,舌苔黄厚腻,舌质紫气,脉弦紧,肠镜提示:溃疡性结肠炎,大便排粪造影提示:①直肠前突;②直肠炎。

辨证:脾胃虚弱,湿热内蕴,肠络受损,传导失司。

治法:健脾助运,清热除湿,以调整脏腑功能。

处方:仙鹤草 12g,桔梗 10g,乌梅炭 6g,煨木香 6g,槟榔炭 6g,白木槿花 6g,干姜 3g,炒白芍 12g,苦参 10g,银花炭 12g,败酱草 12g,车前子 12g(包),白及 6g。7 剂,水煎服,每日 1 剂。

另用:白头翁 15g,黄连 10g,黄柏 7g,青皮 10g,苦参 12g,败酱草 15g,白及 12g,白蒺藜 12g,小蓟 15g,荠菜花 15g。4 剂,水煎灌肠,每日 1 剂。中药灌肠药液直接通过肠道黏膜吸收,肠道处于中药治疗和理疗的状态之中,使药物直达病所,具有调理气血、温经散寒、利湿消瘀、护膜生肌之效。

二诊:口服中药 7 剂,加以中药保留灌肠,半个月后病情明显好转,大便脓血消失,腹痛肠鸣减轻,纳谷尚可,继用上方,巩固疗效。

三诊:经口服中药并用中药保留灌肠后,病情明显好转,脓血便已止,唯大便溏薄,日行 2~3 次,腹部隐痛,上方去槟榔炭,加焦山楂 10g、晚蚕沙 12g、炒扁豆 15g。7 剂,水煎服,每日 1 剂。

四诊:经以上治疗,大便已完全恢复正常,半年后复查肠镜无异常。

病案 3:宋某,女,48 岁。患者大便干结,排便不爽,数日一行,靠服泻药排便,已历载余,肠镜提示慢性结肠炎,经中西医多次治疗,效不显著。大便常带黏液,腹部胀甚,口干口苦,口中异味,纳谷少思,小便自调,舌苔黄厚腻,质偏红,脉弦数。

证属肠胃积热、耗伤津液,传导失职,糟粕内停。治以清热润肠,顺气导滞,方用仙桔汤化裁。

处方:仙鹤草 12g,桔梗 10g,乌梅 6g,槟榔 15g,白木槿花 6g,炒白芍 12g,苦参 6g,火麻仁 30g,生白术 30g,生大黄 6g(后下),拳参 10g,川朴花 6g。7 剂,水煎服,每日 1 剂。

按:仙鹤草健脾和中,活血化瘀,川朴花行气除满,炒白芍养阴柔肝、缓急止痛,拳参清热利湿。

二诊:药后症情明显好转,腹胀、口中异味均减,大便两日一行,已不带黏液,小便自调。继用上方加生地榆 10g、瓜蒌仁 30g,7 剂,每日 1 剂,巩固疗效。

三诊:患者经以上治疗,大便明显改善,守上方随症加减 1 个月后,食欲转振,腹胀、口中异味等症消失,夜寐亦安,二便自调,舌苔薄白,质淡红,脉弦缓。嘱患者注意饮食调摄,劳逸适度,停药观察疗效。

七、孙凤霞:跟师国医大师朱良春教授有感

我于 1980 年在南通中医院进修 1 年,曾拜国医大师朱良春为师。朱老对学生总是循循善诱、不厌其烦、悉心指点,尽自己所能启迪后学,他教导我要熟读经典著作,将其与临床实践相结合,在复杂的症候群面前要厘清主次,抓住"证"的本质。他善于透过纷繁的临床表现审明主症,找到疾病的症结,立法用药,切中肯綮。跟随朱老学习,体会颇深。随朱老出诊时,面对临床病例,要做到从书写病历、四诊入手,反复体会老师的辨证思想、用药经验,包括如何抓主症、辨证分析、治法及诊疗技巧等。朱老所创的新方如"仙桔汤"等,也毫无保留地传授于我。在南通进修期间,内科陈继明、妇科姚寓晨等名医也对我悉心指导,将所创制的"清肝饮"等新方传授于我,令我受益匪浅。1981 年春季,朱老去连云港开中医年会并讲学,他当时致电徐州市中医院时任院长徐福棠,请他派我参加会议,会后他老人家专门找我谈话,一再叮嘱我要下苦功,加强在经典著作方面的学习,上至《黄帝内经》《难经》《金匮要略》《伤寒论》,下至清代、近代医者名家的医案、医话等,教导我一定遵循医圣张仲景倡导的"勤求古训,博采众方"精神。朱老告诫我,中医古典医籍浩如烟海,一定要多读书。精读与泛读相结合,抓住重点,吃透书中精神,融会贯通,辨证与辨病相结合,临床时只有辨证准确,审明主症,找准疾病的病因症结,立法方药才能准确到位,有的放矢,提高疗效。临床实践的检验标准关键是疗效,中医药延续数千年长盛不衰就是因为有明

显而卓越的疗效。朱老还嘱咐我在平时门诊之余要注意总结各种病症类型,并结合临床实践加以提高升华。朱老还赠我《章次公医案》《虫类药的应用》两本他的著作,同时嘱我在专业技术方面要再上新台阶。饮水思源,师恩难忘,朱老在医德医风医术方面为我树立了榜样,四十多年来,朱老的谆谆教导犹在耳畔,令我受益终身。(本段内容为孙老亲述)

第三部分 临证验案

第一章 肺系病证

第一节 感 冒

感冒是感受触冒风邪,邪犯卫表导致的常见外感疾病,临床表现为鼻塞、流涕、喷嚏、咳嗽、头痛、恶寒、发热、全身不适、脉浮等。

【病案一】

张某,女,26 岁。

受凉后出现身热,鼻塞,流黄涕,咽痛,头痛胸闷,咳嗽,咳吐黄痰,泛恶,舌质红,苔薄黄,脉浮数。证属风邪犯表,热郁肌腠,卫表失和,肺失清肃。

治法:辛凉解表。

处方:金银花 30g,连翘 12g,山栀 10g,薄荷 12g(后下),荆芥 12g,橘红 12g,杏仁 12g,豆豉 12g,桑叶 12g,黄芩 15g,桔梗 10g,射干 15g。7 剂,水煎服,每日 1 剂。

【病案二】

张某,男,39 岁。

鼻塞、流清涕 3 天。鼻咽干燥,时有冷热感,潮热盗汗,咳嗽、咳痰。舌红苔白,脉滑。辨证为邪气侵犯少阳。

治法:和解少阳,透邪解表。

处方:柴胡 12g,黄芩 15g,党参 15g,半夏 15g,芍药 15g,辛夷 15g,苍耳

子 15g,陈皮 10g,沙参 15g,桔梗 10g,炙甘草 5g,款冬花 30g,桂枝 12g,生姜 6g,大枣 6g。

按:本方以小柴胡汤加味治之。小柴胡汤(柴胡、半夏、人参、甘草、黄芩、生姜、大枣)为治少阳病之主方。凡邪气侵犯少阳,使少阳经腑同病,可致肝胆疏泄不利,气机不舒,气血津液不行,内外上下不通,诸病生焉。方中药物可分三组:一为柴胡、黄芩清解少阳经腑之邪热,又能疏利肝胆气机,为和解少阳、表里之主药;二为半夏、生姜和胃降逆止呕,并通过其辛散作用,兼助柴胡透达经中之邪;三是人参、甘草、大枣益气调中,既能鼓舞胃气以助少阳枢转之力,又能补脾胃以杜绝少阳之邪内传之路。诸药共伍,少阳经腑同治,又旁顾脾胃,使气郁得达,火郁得发,枢机自利。使用小柴胡汤还须注意以下三点:一是本方主要作用在于柴胡,必须重用。《时方妙用》说:"方中柴胡一味,少则用四钱,多则用八钱。"其剂量以大于人参、甘草一倍以上为宜。二是要抓住柴胡汤证的主证、主脉,"但见一证便是,不必悉具"。三是本方证或然证较多,当在辨明主证、主脉的基础上,随证灵活加减。

【病案三】

汤某,女,27 岁。

昨日起病,微恶风寒,头晕头痛,恶心欲呕,脘闷嗳气,四肢酸楚,纳谷少思,大便正常,小便稍黄,舌苔薄白,舌质偏红,脉濡数。辨证为时感夹湿,表里失宣。

治法:芳香化浊,两和表里。

处方:藿香 10g,佩兰 6g,苏梗 10g,苏叶 6g,炒薏仁 12g,薄荷 6g(后下),益元散 12g,川朴 5g,清半夏 10g,竹茹 10g,炒枳壳 6g,青皮 6g,陈皮 6g,云苓 12g。5 剂,水煎服,每日 1 剂。

按:此方中气味芳香药物较多,加益元散清化湿热有辟秽恶之功,患者服后收效较佳,嘱患者药到病除后不宜久服,久服难免有伤阴之弊。

【病案四】

陈某,女,66 岁。

鼻塞流浊涕,四肢酸楚,羔延十天,口干欲饮,纳谷不馨;右侧腰痛,闪挫所致;午后烘热,两目眵多,二便自调;舌苔中剥,舌质偏红,脉细滑。辨证为素体阴虚,复感风邪所致。

治法:清疏治标。

处方:肥玉竹 10g,前胡 6g,桑叶 12g,菊花 12g,南沙参 12g,连翘 12g,淡竹叶 10g,炒牛蒡子 10g,青蒿 10g,夏枯草 10g,桔梗 10g,甘草 3g。3 剂,水煎服,每日 1 剂。

按:此症虽属阴虚感冒,但无发热表证,当采用清疏治标为法,肝经热致目干涩眵多,加夏枯草清肝平肝。桔梗有宣肺祛痰,清咽利膈,排痈消肿之功。

【病案五】

徐某,女,58 岁。

羔已一周。发热,体温 37.3℃,咳嗽痰少,头痛咽痛,口干,四肢酸楚,恶心纳呆,夜寐不佳,小便黄少,舌苔白厚腻,舌质紫,脉濡数。证属客邪外袭,肺气失宣。

治法:清肃为法,少佐化湿之品。

处方:桑叶 12g,菊花 12g,桔梗 10g,杏仁 10g,炒牛蒡子 10g,前胡 10g,鸡苏散 12g,竹沥 10g,半夏 10g,炒竹茹 10g,藿香 10g,佩兰 10g,瓜蒌皮 12g,瓜蒌根 12g,炒黄芩 10g,甘草 6g。2 剂,水煎服,每日 1 剂。

按:风热感冒,治以辛凉解表,清凉宣达,又舌苔厚腻,脉浮数,并见恶心纳呆之症,故加入化浊利湿之品,使其表邪热除,湿浊清化,调和中州。

二诊:药后热平,咳嗽诸症均减,头痛,微感恶心纳呆,口干口苦,寐差,小便黄少,舌苔厚腻,质红,脉濡。辨证为客邪袭肺,清肃失令。

治法:仍宗前法继进。

处方:桑叶 12g,菊花 12g,桔梗 10g,杏仁 10g,炒牛蒡子 10g,鸡苏散

12g,藿香 10g,佩兰 10g,竹沥 10g,半夏 10g,炒竹茹 10g,瓜蒌皮 12g,瓜蒌根 12g,合欢皮 12g,苍术 10g,川朴 10g。3 剂,水煎服,每日 1 剂。

【病案六】

罗某,男,66 岁。

恶寒发热 5 天,体温 37.8℃,鼻塞声重,头痛头重,咳嗽痰稠,口干口苦,不欲饮,纳谷不馨,小便频,色黄,有尿道刺痛感,少腹稍肿,大便自调。化验尿常规:尿蛋白(++),白细胞(+++),红细胞少许。舌苔黄厚腻,舌质稍红,脉浮数。辨证为客邪外袭,肺失清肃。

治法:驱散外邪,清肃肺气,兼顾清化湿热。

处方:桑叶 10g,菊花 10g,连翘 10g,银花 10g,豆豉 10g,桔梗 10g,杏仁 10g,碧玉散 12g,重楼 12g,车前草 10g,鲜茅根 20g,土茯苓 30g,小蓟 30g。2 剂,水煎服,每日 1 剂。

按:此乃外邪风热袭肺,湿热下注膀胱,治宜疏散风热以宣上焦,清化湿热以利下焦,两者兼顾。

二诊:药后外邪已解,刻下尿频急痛,排尿淋漓不畅,小便稍胀,化验尿常规示蛋白少量,白细胞(+++),红细胞少许。食欲不振,舌苔黄厚腻,舌质偏红,脉细弦。证属湿热下注膀胱。

治法:清泄湿热。

处方:车前草 12g,车前子 12g(包煎),马鞭草 15g,鱼腥草 20g(后下),鹿衔草 20g,虎杖 15g,土茯苓 30g,白通草 6g,六一散 12g(包煎),怀牛膝 12g,生槐花 12g,小蓟 10g,琥珀 2g(冲服),黄柏 10g,草薢 15g。3 剂,水煎服,每日 1 剂。

嘱:建议彩超探查排除前列腺炎。

【病案七】

王某,男,22 岁。

恙已十天,鼻塞声重,微恶寒,咳嗽痰多,色白微黄,咳痰不爽,咽干喉燥,口干不欲饮,纳谷尚可,二便自调,舌苔薄白,舌尖红,脉浮。

辨证:风邪化热,肺失宣畅。

治法:舒达为法。

处方:银花 12g,连翘 12g,荆芥 8g,炒牛蒡子 10g,豆豉 10g,橘红 6g,佛耳草 10g,一枝黄花 12g,桔梗 6g,甘草 3g。3 剂,水煎服,每日 1 剂。

第二节 咳   嗽

咳嗽是指因肺失宣降,肺气上逆而引起咳嗽作声、咳吐痰液的病证,也是肺系疾病的主要症状。西医学中上呼吸道感染、急慢性支气管炎、支气管扩张、慢性咽喉炎、肺炎等以咳嗽为主要表现者,可参照本节辨证论治。

【病案一】

徐某,男,72 岁。

罹患咳喘宿疾 20 余载,每年冬季感寒复发,咳嗽气喘,动则尤甚,气喘吁吁,张口抬肩,不能平卧,咯吐白色黏涎,量多难咯,胸闷气憋,心悸怔忡,纳谷少思,大便不爽,小便自调,舌苔白厚腻,质紫,脉细滑。肺部 CT 提示:慢性支气管炎、肺气肿、肺心病。此乃风寒束表、痰湿蕴久化热、壅塞不通,肃降无权。

治法:祛痰降逆,宣肺平喘。方用小青龙加石膏汤化裁主之。

处方:炙麻黄 3g,桂枝 6g,细辛 3g,姜半夏 12g,干姜 3g,五味子 6g,炒白芍 10g,毛橘红 10g,广橘络 6g,生石膏 15g,鹅管石 12g。7 剂,水煎服,每日 1 剂。

按:方中麻黄、桂枝宣肺止咳平喘;白芍、桂枝调和营卫;半夏、细辛、干姜温中蠲饮、散寒降逆;五味子收敛,散中有收,以防肺气耗散太过;生石膏清金润肺,鹅管石补肾纳气。诸药配伍,疗效显著。

二诊:咳喘均减,行走较前气息平稳,咳痰较易,纳谷尚可,大便不爽,小便自调,舌苔白厚腻渐化,质紫,脉细滑。上方加炙紫菀 15g、葶苈子 6g 以清金润肺,消痰降气,通腑泻热。7剂,水煎服,每日1剂。

三诊:服药半月后,症情明显好转,咳喘大减,喉痰明显减少,纳食正常,能生活自理。上方继服,间日一剂,以善其后。

患者服用上方随症增损之,1个月后咳喘渐平,诸象趋稳,嘱用中成药补肾益肺丸调理而安。

【病案二】

谢某,女,52岁。

以"喘憋20余天,加重伴大便干结1周"前来就诊。慢性气管炎病史12年,平时易感冒。现患者喘憋,喉中痰涎壅盛,咳嗽、咳痰,痰白。舌质淡,舌苔白腻,脉滑。辨证为痰浊伏肺,肺失肃降。

治法:祛风涤痰,降气平喘。

处方:苏子12g,莱菔子25g,白芥子12g,百部12g,紫菀10g,杏仁12g,厚朴10g,枳壳12g,桔梗10g,地龙12g,黄芪30g,防风15g,当归12g,肉苁蓉15g,丹参15g,乌梅10g,甘草5g。

按:此患者为中年女性,病久中虚,运化失常,每致停食生湿,湿聚成痰,痰涌气滞,肺失肃降,故见咳嗽喘逆,痰多胸闷,食少脘痞等症。本处方用药既有三子养亲汤,又有玉屏风散。三子养亲汤中白芥子利气涤痰,苏子降气化痰,止咳平喘;莱菔子行气祛痰。玉屏风散益气固表,预防感冒。加用肉苁蓉,意在补肾助阳,润肠通便。乌梅、杏仁等配伍可用于肺虚久咳。诸药合用,诸症乃消。

【病案三】

赵某,女,73岁。

罹患咳喘宿疾20余载,每年冬季感寒复作,刻下咳嗽频作,动则气喘,夜难平卧,食少脘胀,色白黏涎偏多,口淡泛恶,恶寒怕冷,肢倦神疲,面色晦暗,大便不爽,小便自调。舌苔白腻、质紫,脉细滑。胸部X线检查提示:慢性支气管炎合并感染、肺气肿、肺心病。心电图提示:肺性P波。

症属多年咳喘、肺肾两虚,津液不能输布,痰饮内聚,气道阻塞,肺失肃降,肾失摄纳。

《金匮要略·痰饮咳嗽病脉证并治》云:"水走肠间,沥沥有声,谓之痰饮……咳逆倚息,气短不得卧,其形如肿,谓之支饮。"该患者属支饮(寒饮阻肺型)。

治法:温化肺气,摄纳肾气。方用小青龙汤化裁。

处方:炙麻黄 6g,桂枝 6g,细辛 3g,姜半夏 12g,干姜 3g,五味子 3g,炒白芍 10g,毛橘红 10g,广地龙 10g。7 剂,水煎服,每日 1 剂。

按:《金匮要略·痰饮咳嗽病脉证并治》云:"病痰饮者,当以温药和之。"这是痰饮病的治疗大法,也是痰饮治本的方法。饮的生成与肺脾肾三脏阳气不足有关,而饮为阴邪,非温不化,所谓"温药和之"即寓有振奋阳气、补益肺脾肾虚损以开腠理,温化水饮之义,而饮证本为本虚标实之候,过用刚燥克伐之品则不利于正气的恢复,故以温药和之。

二诊:患者药后咳喘均减,食欲稍振,喉中黏涎明显减少,夜间已能平卧,二便自调,舌苔白腻渐化,质紫气,脉细滑,继用上方巩固疗效。7 剂,水煎服,每日 1 剂。

三诊:药后咳喘渐平,食欲正常,脘腹饱胀、口淡泛恶消失,二便自调,舌苔薄白、根稍腻,质紫气,脉沉细,继用上方巩固疗效。7 剂,水煎服,每日1 剂。

【病案四】

李某,男,52 岁。

恙已一周,鼻塞声重,恶寒发热,经西医对症治疗后恶寒发热已平,现感头痛肢楚,口干咳嗽,痰多色黄质稠,纳谷尚可,二便自调,心率 88 次/min,舌苔白腻较厚,舌质紫,脉浮。辨证为风热邪袭,肺气失宣,痰浊内蕴。

治法:辛凉解表,清肺化痰。

处方:桑叶 10g,菊花 10g,玉桔梗 10g,连翘 10g,前胡 5g,杏仁 10g,鱼腥草 30g(后下),甘草 3g,全瓜蒌 12g。3 剂,水煎服,每日 1 剂。

【病案五】

刘某,男,28 岁。

患者旬日来咳嗽频作,痰黄质稠、咳痰不爽,口干咽痛,恶风肢楚,鼻流黄涕,纳谷少思,大便偏干,小便自调,舌苔薄黄,质红,脉浮数,查血常规正常,胸透提示:肺纹理增多增粗。证属风热犯肺,肺失清肃。

治法:清肺泻火、润肺止咳。方用凉膈散化裁。

处方:薄荷 6g(后下),竹叶 6g,连翘 12g,黄芩 12g,炒栀子 10g,金荞麦 30g,炙杷叶 10g,生大黄 3g(后下)。7 剂,水煎服,每日 1 剂。

按:方中大黄有清下燥热之功,炒栀子、黄芩清热泻火,连翘清热解毒,配伍薄荷、竹叶以清疏肺胃心胸之热。

二诊:药后咳嗽减轻,痰黄易于咯出,咽痛减轻,恶风肢楚症状消失,纳谷尚可,二便自调,舌苔薄白,质淡红,脉缓,上方去生大黄,加清半夏 13g 燥湿化痰,加陈皮 10g 理气化痰,茯苓 12g 健脾利湿,使其气顺则痰降,气行则痰化,因痰由湿生,脾运健则湿自化,湿得去则痰自清,故方中加半夏、陈皮。

三诊:表证已解,纳谷尚可,夜寐亦安,二便均正常,已无自觉症状,嘱其慎起居,注意饮食调摄,可服玉屏风颗粒,每次 1 包,每日 3 次,以善其后。

【病案六】

张某,女,70 岁。

咳嗽痰多,色白易咯,头痛,流黄涕,胸脘满闷,纳谷不馨,右肩酸重,活动受限,头晕头重,神疲乏力,口干欲饮,舌苔白,质稍红,脉细滑。

治法:清化湿痰,健脾和络。

处方:竹沥 10g,半夏 10g,竹茹 10g,炙紫菀 10g,橘红 10g,茯苓 12g,全瓜蒌 12g,黄芩 10g,浙贝母 20g,桔梗 10g,炙杷叶 10g,炙款冬花 6g,桑白皮 12g,知母 6g,杏仁 19g。3 剂,水煎服,每日 1 剂。

按:脾为生痰之源,肺为贮痰之器,肺脾两虚,痰湿内蕴,肺失清肃,方中应加入肃肺气之品。炙紫菀止咳化痰,炙款冬花止咳下气,两药常相须为用,以增强治咳喘的疗效。

【病案七】

陆某,男,74 岁。

罹患冠心病、胃溃疡、肺气肿已久。近日来畏寒咳嗽,痰稠难咯,两胁闷痛,纳谷不馨,二便自调,舌苔少,舌质淡,脉浮。此为数脏俱病,气阴两虚,客邪外袭,肺失清肃,立方兼顾。

治法:益气养阴,驱散外邪。

处方:杏仁 10g,炒牛蒡子 10g,桔梗 10g,鱼腥草 30g(后下),南沙参 12g,麦冬 10g,桑叶 10g,桑白皮 10g,浙贝母 30g,全瓜蒌 12g,怀山药 12g,橘红 6g,黛蛤散 12g(包煎)。3 剂,水煎服,每日 1 剂。

按:此乃气虚复感新邪所致,立法标本兼顾,加鱼腥草清化痰热。

【病案八】

程某,女,59 岁。

原有高血压病史,昨日起鼻塞声重,咳嗽痰少,喉中闷塞感,头晕,口干,纳谷不馨,四肢酸楚,二便自调,舌苔薄白,质淡,脉浮。辨证为客邪外袭,肺气失宣。

治法:驱散外邪,清肃肺气。

处方:桑叶 10g,菊花 10g,连翘 10,杏仁 10g,薄荷 6g(后下),淡豆豉 10g,炒牛蒡子 10g,前胡 10g,桔梗 10g,全瓜蒌 10g,甘草 3g。2 剂,水煎服,每日 1 剂。

【病案九】

吴某,女,74 岁。

罹患咳嗽已两周余,咳嗽痰多,质稠咯艰,动则气喘,四肢酸楚,左胸闷痛,纳谷欠佳,口干欲饮,二便自调,舌苔黄厚腻,舌质紫,脉弦滑,X 线提示慢性支气管炎合并感染、肺气肿。脾为生痰之源,肺为贮痰之器,证属脾虚痰湿蕴肺,肺失清肃。

治法:肃肺宁嗽,清化湿痰兼理气机。

处方:鱼腥草20g(后下),藿香10g,佩兰10g,苏梗10g,大豆卷12g,炒牛蒡子10g,玉桔梗10g,全瓜蒌12g,竹沥10g,半夏10g,杏仁10g,前胡6g,橘红6g。3剂,水煎服,每日1剂。

二诊:药后咳嗽减轻,痰已化,仍感胸闷不畅,四肢乏力,纳谷少思,二便自调,舌苔白厚,根腻,质紫,脉细滑。辨证属气滞痰阻,肺失肃降。

治法:理气化痰,肃肺宁嗽。

处方:陈皮8g,竹沥10g,半夏10g,桑叶10g,桑白皮10g,全瓜蒌10g,南沙参12g,炙百部10g,炙杷叶10g,郁金9g,云苓12g,川朴6g。4剂,水煎服,每日1剂。

按:陈皮较橘红燥湿力强,故用陈皮加川朴配半夏,燥湿力尤著,因表邪已解,故不宜加宣散风热、降气化痰之前胡。

【病案十】

王某,女,54岁。

恙已二旬,头晕目眩、肢体麻木,咳嗽痰多,质稠易咯,胸部满闷,口干口苦,纳谷不馨,二便自调,舌苔白厚腻,质红,脉细弦。辨证为肝阳夹痰,肺失宣降。

治法:柔肝肃肺。

处方:桑叶10g,菊花10g,生白芍10g,黛蛤散12g(包煎),夏枯草12g,杏仁10g,瓜蒌皮15g,竹沥10g,半夏10g,淡竹茹10g,橘红6g,云苓12g,南沙参12g,炒黄芩6g。4剂,水煎服,每日1剂。

二诊:药后头晕目眩均减,胸部满闷减轻,咳嗽亦减,食欲转振,二便自调,舌苔薄,质紫气,脉细滑。继用上方巩固疗效,加金荞麦30g。4剂,水煎服,每日1剂。

【病案十一】

王某,男,22岁。

干咳、两侧胸痛4月余,X线示肺纹理增多。刻下:两侧胸部隐隐作痛,午后面部烘热,纳谷尚可,形体偏瘦,二便自调,舌苔薄白,舌质偏红,脉细弦。辨证为肺阴不足,脉络失养。

治法:滋养肺阴,和络定痛。

处方:软柴胡 6g,青蒿珠 10g,地骨皮 12g,白薇 10g,杏仁 10g,炙百合 10g,北沙参 10g,枸杞子 10g,麦冬 10g,全瓜蒌 12g,延胡索 12g。3 剂,水煎服,每日 1 剂。

按:此患者干咳,胸部疼痛,乃肺阴不足、脉络失养所致,治以滋养肺阴、和络定痛。青蒿清虚热力较强;胸痛用全瓜蒌配延胡索,和络定痛效佳。

【病案十二】

唐某,男,30 岁。

半月前患者高热、胸痛,经用抗菌药、激素等药物治疗热退,但仍胸痛咳嗽,吐黄黏痰,有时带粉色痰,在外院西医确诊为肺脓肿。午后潮热,形体偏瘦,四肢乏力,咳痰腥秽浓稠,左胸隐痛,纳谷欠佳,小便黄,大便自调,舌苔白,舌质红,脉细滑。

辨证:热毒蕴肺,肺失肃降。

治法:清肺化痰,和络泄热,方用千金苇茎汤配伍。

处方:金荞麦 30g,鱼腥草 30g(后下),炒黄芩 12g,银花 20g,玉桔梗 10g,冬瓜仁 10g,桃仁 6g,杏仁 10g,板蓝根 15g,白茅根 30g,芦根 30g,薏仁 30g。4 剂,水煎服,每日 1 剂。

二诊:药后胸痛大减,咳黄腥浓稠痰减少,午后潮热渐平,纳谷尚可,二便自调,舌苔白,舌质淡红,脉细滑。继用上方,巩固疗效,加炙枇杷叶 10g、佛耳草 12g。7 剂,水煎服,每日 1 剂。

三诊:病情明显好转,胸痛咳嗽渐平,午后潮热消失,精神转振,咳痰减少,舌苔薄白,舌质红,脉细滑,上方继进,巩固疗效。7 剂,水煎服,每日 1 剂。

【病案十三】

吴某,男,18 岁。

咳嗽 4 天,咳嗽痰少,咳痰不爽,口干欲饮,腰酸肢楚,有时胸痛,食欲尚好,二便自调,舌苔白微厚,舌质偏红,脉浮。辨证为客邪外束,肺失清宣。

治法:疏达为法。

处方:杏仁 10g,金荞麦 30g,前胡 10g,炒牛蒡子 10g,玉桔梗 10g,大豆卷 12g,桑叶 10g,菊花 10g,炒姜皮 12g,怀山药 10g,连翘 12g,云苓 10g,桑白皮 12g,甘草 3g。3 剂,水煎服,每日 1 剂。

按:佛耳草,镇咳效佳,其性偏温,此患者口干欲饮,故未用。桑白皮治干咳少痰最佳,且能理气定痛。

【病案十四】

刘某,男,23 岁。

原有气管炎病史,半月前咳嗽较甚,咯血量多,在外院西医治疗咯血已平,查红细胞沉降率(血沉)正常,肺结核阴性,刻下两侧胸痛,干咳无痰,口干欲饮,夜寐不实,纳谷尚好,二便自调,舌苔厚腻,质偏红,脉弦滑。辨证为肺阴不足,清肃失权。

治法:滋阴润肺,化痰调络。

处方:南沙参 12g,北沙参 12g,炙百合 10g,炙百部 10g,浙贝母 20g,生地 12g,麦冬 10g,酸枣仁 12g,炙紫菀 10g,知母 10g,全瓜蒌 12g,竹沥 10g,半夏 10g,杏仁 10g,五味子 6g。4 剂,水煎服,每日 1 剂。

按:五味子酸涩收敛,其性温,酸枣仁配知母,治疗虚烦不寐者效显。

【病案十五】

许某,女,69 岁。

咳嗽半月余,痰多难咯,鼻塞流涕,下肢酸楚,有时泛恶,纳谷欠佳,口干欲饮,二便自调,舌苔薄白、微腻,质偏红,脉弦滑。辨证属肺气失宣,痰蕴中阻。

治法:宣肺化痰,宁嗽宽中。

处方:炒牛蒡子 10g,杏仁 10g,郁桔梗 10g,前胡 10g,怀山药 12g,桑叶 10g,桑白皮 10g,炒黄芩 6g,淡竹茹 10g,竹沥 10g,半夏 10g,瓜蒌皮 12g,蒸百部 12g。3 剂,水煎服,每日 1 剂。

按:肺气本虚,易受邪侵,以致痰平又作,痰浊蕴阻,难以吐咯,治拟宣肺宁嗽兼化痰浊。蒸百部配黄芩,清泄肺金效佳;虽表证未平,但用百部亦无妨。

【病案十六】

吕某,男,58 岁。

喘憋、咳嗽、咳痰 10 余年,加重 3 天。咳白痰,痰少而黏,不易咳出,纳差乏力,夜寐不安,二便畅,舌质淡,苔黄腻,脉滑数。辨证属痰湿蕴肺,肺失宣降。

治法:宣肺降气,祛痰平喘。方拟定喘汤加减。

处方:蜜麻黄 10g,款冬花 30g,桔梗 6g,厚朴 12g,百部 12g,蜜枇杷叶 12g,地龙 12g,苏子 12g,乌梅 12g,白果 12g,甘草 6g。3 剂,水煎服,每日 1 剂。

按:方中麻黄用蜜麻黄,杏仁、甘草三药配伍即为三拗汤,可增强平喘功效。地龙能扩张支气管而有良好的平喘作用,对支气管哮喘肺热型较为适宜;可研末单用,或配伍麻黄、杏仁、石膏等药应用。

【病案十七】

张某,女,66 岁。

感冒喷嚏、咳嗽、咽痒 10 余日,胸闷,气短,汗出,纳差,四肢酸痛,舌苔薄白,舌质正常,脉浮数。

辨证:风邪袭肺,肺失宣降。

治法:止咳化痰,疏表宣肺。方选止嗽散加减。

处方:紫菀 15g,桔梗 6g,前胡 12g,陈皮 12g,蜜枇杷叶 15g,枳壳 12g,辛夷 12g,杏仁 15g,厚朴 15g,甘草 5g。3 剂,水煎服,每日 1 剂。

按:本方所治之证,为外感咳嗽经服解表宣肺药而咳仍不止者。诸药合用,"温润和平,不寒不热,既无攻击过当之虞,大有启门驱贼之势。是以客邪易散,肺气安宁"。故运用得宜,可用于诸般咳嗽。

【病案十八】

营某,女,29 岁。

恙已旬余,鼻塞声重,咽喉疼痛,咳嗽痰多,色黄易咯,周身酸楚,两目红热,纳谷尚好,小便自调,大便溏薄,舌苔薄,质淡红,脉浮。

辨证:客邪袭肺,郁而化热,清肃失令,痰浊内阻。

治法:清宣为法。

处方:桑叶 10g,桑白皮 10g,菊花 10g,玉桔梗 10g,连翘 10g,杏仁 10g,前胡 10g,炒牛蒡子 10g,薄荷 3g(后下),豆豉 10g,一枝黄花 12g,橘红 10g。3 剂,水煎服,每日 1 剂。

按:上方乃桑菊饮化裁之剂,辛凉透表,方中又加橘红、前胡、杏仁、一枝黄花等药,既能清肺解表,又能止咳化痰,使肺清咳止,诸恙悉除。

【病案十九】

徐某,女,60 岁。

咳嗽胸痛十余日,咽部不适,痰稠难咯,不带血丝,口干欲饮,食欲尚可,胸部疼痛,二便自调,舌苔薄黄,质淡红,脉弦滑。辨证为痰浊蕴肺,郁而化热,气失肃降。

治法:清肺化痰。

处方:杏仁 10g,炒牛蒡子 10g,瓜蒌皮 12g,合欢皮 12g,功劳叶 10g,南沙参 12g,黛蛤散 12g(包煎),云苓 12g,丝瓜络 10g,淡黄芩 6g,徐长卿 12g,参三七末 2g(冲服)。3 剂,水煎服,每日 1 剂。

按:参三七有止血散瘀,消肿定痛之效;黛蛤散清热化痰,治肝火犯肺所致头晕耳鸣,痰浊带血,咽喉不利,胸胁体痛等症。

【病案二十】

季某,女,30 岁。

咳嗽,时发低热,头痛,纳谷尚可,小便自调,稍黄;舌苔黄,质偏红,脉浮。此证为客邪外袭,郁而发热,痰浊中阻,肺卫失宣。

治法:清宣兼化痰浊。

处方:金银花 12g,连翘 12g,豆豉 10g,薄荷 3g(后下),炒牛蒡子 10g,前胡 10g,玉桔梗 10g,竹茹 10g,杏仁 10g,橘红 6g,桑叶 10g,菊花 10g,芦根 30g,板蓝根 30g。3 剂,水煎服,每日 1 剂。

按:若舌苔黄厚而腻,用竹沥、半夏配橘红化湿清热、健脾和中。

【病案二十一】

陈某,女,38 岁。

恙已五天,咳嗽咽痛,痰稠艰咯,咯剧时泛恶,声音嘶哑,纳谷尚可,夜寐不佳,二便自调。舌苔白,质红,脉浮。辨证为风热袭肺,肺气失宣。

治法:轻宣为法。

处方:杏仁 10g,玉桔梗 10g,炒牛蒡子 10g,前胡 10g,黛蛤散 12g(包煎),鱼腥草 30g(后下),竹沥 10g,半夏 10g,竹茹 10g,炙杷叶 10g,蝉衣 3g,甘草 3g,银花 15g,连翘 15g。3 剂,水煎服,每日 1 剂。

二诊:药后咳嗽渐平,胸闷微喘,头痛咽痛,口干欲饮,夜寐不佳,舌苔中部黄腻,舌质紫,脉细弱。辨证为风热袭肺,气失宣降。

治法:仍宗前方化裁。

处方:桑叶 12g,菊花 12g,玉桔梗 10g,杏仁 10g,炒牛蒡子 10g,前胡 10g,竹沥 10g,半夏 10g,炒竹茹 10g,蝉衣 10g,炒黄芩 10g,全瓜蒌 12g,板蓝根 30g。5 剂,水煎服,每日 1 剂。

按:板蓝根具有清热凉血、解毒利咽作用,治大头瘟疫及咽肿喉痹,与其他清热解毒药合用效佳。

【病案二十二】

曹某,男,39 岁。

咳嗽咳血 1 周,每日咳血性痰 3~4 口,鲜红色,外院胸部 X 线检查提示右上肺结核。刻下:轻微干咳,低热时作,纳谷不馨,口干欲饮,夜寐不佳,手足心热,舌苔白,中少苔,质偏红,脉细弦。辨证属肺阴不足,虚火上扰。

治法:滋肺阴,清虚热。

处方:炙百合 12g,玄参 10g,生地 12g,百部 10g,南北沙参各 12g,知母 10g,炒枣仁 30g,茯神 12g,功劳叶 12g,浙贝母 10g,瓜蒌皮 12g,地骨皮 12g,葎草 30g。4 剂,水煎服,每日 1 剂。

【病案二十三】

张某,男,41 岁。

昨日起风疹块,乏力瘙痒不甚,经西医对症处理后上症渐平。刻下:咽喉闷阻,咳嗽痰多,鼻孔有血痕,胸部稍痛,口干欲饮,纳谷尚好,二便自调,舌苔薄白,舌质偏红,脉浮缓。辨证属风热郁于肌表,营血不和。

治法:疏风和营,宣肺泄热。

处方:银花 12g,连翘 12g,桑叶 12g,菊花 12g,炒牛蒡子 10g,赤芍 10g,蝉衣 6g,杏仁 6g,玉桔梗 10g,全瓜蒌 20g,甘草 3g。3 剂,水煎服,每日 1 剂。

【病案二十四】

王某,女,50 岁。

罹患慢性肝炎,迁延失治,迄今未愈。刻下面色晦暗,咳嗽,痰咯不爽,色黄黏稠,动则气喘,有时鼻衄、齿衄,肢倦乏力,心烦易躁,头晕口干,大便自调,小便黄,舌苔薄白,质红紫,脉弦滑。辨证为肺肾阴虚,肃降无权,肝阳偏亢。

治法:养阴益气,肃肺化痰,平肝潜阳。

处方:南沙参 10g,北沙参 10g,生地 10g,五味子 3g,枸杞子 10g,麦冬 10g,橘络 6g,杏仁 10g,炒黄芩 10g,黛蛤散 12g(包煎),竹沥 10g,半夏 10g,

橘红 10g,珍珠母(先煎)30g,白茅根 15g。4 剂,水煎服,每日 1 剂。

按:如遇到身患数恙、多脏俱病之患者,病机归纳时需抓主要矛盾进行分析,再根据病机确立相应的法则和方药。

二诊:肝病已久,当前主要矛盾乃肺肾阴虚,肃降无权,咳嗽痰多,动则气喘,时而鼻衄、齿衄。药后诸症均减但未平,头晕肢麻,四肢乏力,口干,大便自调,舌苔黄厚,质紫气,脉弦。暂治其标,仍宗前法加减治之。

处方:南沙参 10g,北沙参 10g,生地 15g,五味子 3g,枸杞子 12g,麦冬 10g,炒黄芩 10g,黛蛤散 12g(先煎),竹沥 10g,半夏 10g,白茅根 30g,云苓 12g,炒竹茹 10g,太子参 12g。4 剂,水煎服,每日 1 剂。

按:咳喘均减,故去杏仁、瓜蒌皮,加炒竹茹、半夏,化湿清热,以和中阻,太子参配麦冬、五味子,益气养阴生津。

第三节　肺　痈

肺痈是由于热毒瘀结于肺,以致肺叶生疮,肉败血腐,形成脓肿,以发热、咳嗽、胸痛、咳吐腥臭浊痰,甚则咳吐脓血痰为主要临床表现的一种病证,属于内痈之一。

【病案】

刘某,男,58 岁。

主诉:恶寒发热咳嗽一周,咳血丝痰两天。

现病史:一周前因着凉,发低热两天,未引起注意,继则恶寒发热,头痛胸闷,咳嗽,在家自服感冒药后发热未退,咳嗽加重,且痰中带血丝,急赴我院门诊治疗。查血常规:白细胞 20.06×10^9/L,收入内科病房住院治疗。X 线胸部检查提示:肺纹理增多增粗,右下肺有一片状阴影,并见透明区和液平面。刻下:发热咳嗽一周,现咳嗽胸痛,痰黄易咯,夹带血丝,发热恶寒头痛,体温 39.5℃,纳谷少思,夜寐欠佳,大便不爽,小便黄少,舌苔黄厚腻,质红,脉滑数。

中医诊断:肺痈。西医诊断:肺脓肿。此乃外感日久,肺阴亏虚,久而蕴热,熏蒸肺络,致成肺痈。

治法:养阴清热,佐以化痰固络。

处方:鲜芦苇茎 30g,白茅根 40g,金银花 30g,连翘 20g,玄参 12g,炙马兜铃 12g,蒲公英 18g,紫花地丁 15g,生苡仁 30g,黄芩炭 12g,生石膏(先煎)30g,金荞麦 30g,大血藤 30g,生地黄 15g,冬瓜仁 10g。5 剂,水煎服,每日 1 剂。

二诊:药后发热渐平,现测体温 37.2℃,恶寒头痛减轻,咳嗽大减,咳血已止,纳谷尚可,大便量多,气味异臭,小便自调,舌苔黄厚腻已化,质淡红,脉弦滑。上方加桃仁 6g。5 剂,水煎服,每日 1 剂。

三诊:发热已平,现测体温 36.5℃,咳嗽胸痛消失,咳痰消失,咯血丝已止,精神转振,纳可,寐差,二便自调,舌苔薄白,质淡红,脉细滑。

处方:金银花 25g,连翘 15g,生地黄 12g,玄参 10g,百合 15g,麦冬 10g,杏仁 12g,橘络 6g,马兜铃 12g,桑白皮 15g,枳壳 10g,桔梗 10g,金荞麦 30g。7 剂,水煎,每日 1 剂。

四诊:药后诸恙悉除,头痛发热、恶寒咳嗽已平,咳痰咽干消失,纳谷正常,精神转振,胸痛胸闷已愈,复查血常规正常,胸片提示:双肺脓腔消失,两肺纹理清晰。舌苔薄白,质淡红,脉缓弦。效不更方,仍以前法养阴清肺,健脾利湿。

第二章　心系病证

第一节　心　悸

心悸是指患者自觉心中悸动、惊惕不安,甚则不能自主的病证。本病多呈发作性,也可呈慢性、持续性,常因七情所伤、体虚劳倦等因素诱发或加重。可伴有胸闷、气短,脉参伍不调或疾徐错杂,甚至喘促、眩晕、晕厥等表现。心悸包括惊悸和怔忡。

【病案一】

杨某,女,40岁。

病已数月,头晕目眩,动则较甚,神疲懒言,腰酸肢楚,面唇不华,夜寐梦多,心悸怔忡,纳谷不馨,舌苔薄白,质紫气,脉沉细。辨证为心脾两虚,神失所守。

治法:补益心脾,调养气血。

处方:黄芪12g,太子参12g,当归10g,炒白芍10g,茯神12g,制首乌12g,枸杞子12g,菊花12g,炒竹茹10g,夜交藤30g,炒枣仁20g,合欢皮5g。4剂,水煎服,每日1剂。

按:阿胶滋阴而润燥补血,体虚服用较佳。因本品较黏腻,易于助湿碍胃,故脾胃虚弱者不宜使用。

【病案二】

李某,女,59岁。

患者体形偏胖,自感胸闷心悸,胸痛彻背,气短喘促,舌干乏津,大便不爽,小便自调,舌苔白厚腻,质紫气,脉结代,心电图提示 ST 改变。辨证为胸阳不振,络脉不通。

治法:宽胸通阳,养心益气,化痰通络。

处方:太子参 15g,麦冬 15g,五味子 6g,丹参 15g,葛根 15g,功劳叶 10g,瓜蒌 15g,薤白 12g,姜半夏 12g,茯神 12g,炙甘草 6g,浙贝母 30g,赤芍 12g。5 剂,水煎服,每日 1 剂。

按:患者形体丰腴,痰湿素盛,痰浊犯肺,阻碍气机则胸痛,浊阴上逆,胸阳不振,肺气受阻则咳喘、气短。

二诊:胸痛心悸皆轻,气喘亦减,二便自调,舌苔白厚腻渐化,质紫气,脉沉细。偶有歇止,继用上方巩固疗效,加橘络 6g。5 剂,水煎服,每日 1 剂。

【病案三】

郭某,女,27岁。

恙已七载,夜不能寐,夜梦纷纭,头晕心悸,胆怯易惊,乏力,筋骨酸楚,手心烘热,纳谷不馨,脉沉细,舌质红。辨证为心阴不足,虚火上扰,神失所守。

治法:滋阴养心,安神定志。

处方:朱茯神 12g,旱莲草 20g,女贞子 12g,麦冬 10g,柏子仁 10g,太子参 12g,炙远志 10g,炒枣仁 20g,夜交藤 30g,枸杞子 12g,菊花 12g,怀牛膝 12g,琥珀 2g,肥知母 12g。4 剂,水煎服,每日 1 剂。

按:《金匮要略》酸枣仁汤,由酸枣仁配甘草、知母、茯苓、川芎而成,治疗虚烦不得眠,心悸盗汗,头目眩晕等症。

二诊:药后病情好转,夜寐欠佳。头晕心悸减轻,纳谷尚可,二便自调,舌苔薄白,质红,脉沉细。上方加石菖蒲 12g,龙齿 30g(先煎)。7 剂,水煎服,每日 1 剂。

三诊:夜寐转安,胆怯易惊症状消失,纳谷尚可,二便自调,舌苔薄白,质淡红,脉细弦。上方继服,巩固疗效。

【病案四】

王某,女,23 岁。

恙已半月,头晕,心悸,纳谷不馨,口干口苦,形体渐瘦,夜寐不佳,四肢乏力。心电图提示:窦性心律不齐,室性期前收缩。血常规:白细胞 $7.0×10^9$/L,中性粒细胞百分比 70%,淋巴细胞百分比 28%,嗜酸性粒细胞百分比 2%,血红蛋白 110g/L。舌苔薄白,舌尖红,脉沉细,有歇止。辨证为心阴不足,神失所舍。

治法:养心安神。

处方:柏子仁 12g,麦冬 10g,炙远志 5g,炒枣仁 10g,合欢皮 12g,夜交藤 30g,龙齿 12g,新会皮 6g,茯神 12g,生麦芽 15g。7 剂,水煎服,每日 1 剂。

二诊:头晕心悸均减,纳谷尚可,夜寐亦安,效不更方,上方继服,巩固疗效。7 剂,水煎服,每日 1 剂。

【病案五】

赵某,女,55 岁。

患者近两月来,胸闷气短,心悸不适,头晕目眩,失眠健忘,面色㿠白无华,倦怠乏力,纳呆食少,舌质淡红,苔薄白,脉细弱。辨证为心血亏虚,心失所养,心神不宁。

治法:补血养心,益气安神。

处方:归脾汤加减。炒白术 15g,生黄芪 20g,党参 15g,当归 12g,炙甘草 6g,茯神 15g,炙远志 12g,木香 6g,酸枣仁 30g,龙眼肉 12g,首乌藤 30g,五味子 10g,龙齿 30g。7 剂,水煎服,每日 1 剂。

按:本例为心血不足导致的心悸失眠,辨证要点是胸闷气短,面色㿠白无华,倦怠乏力,脉细弱。方用归脾汤,补血养心,健脾益气安神,佐以首乌藤、五味子、龙齿等安神助眠。

【病案六】

葛某,男,61 岁。

病已五载,心悸怔忡,气闷发憋。心电图提示:①窦性心律不齐;②Ⅰ度房室传导阻滞。纳谷不馨,活动后心悸减轻,晨时阵发性心悸,咽喉红肿,有时疼痛,头晕肢倦,脉细弦,偶有歇止,舌苔厚白,舌尖红。辨证属湿热内蕴,心血瘀阻。

治法:清热利湿,活血化瘀。

处方:苦参 15g,玉竹 15g,灯心草 2g,丹参 15g,瓜蒌皮 15g,薤白头 6g,降香 6g,红花 10g,合欢皮 12g,甘草 6g。3 剂,水煎服,每日 1 剂。

【病案七】

张某,男,68 岁。

心悸怔忡,胸膺板滞,脘腹胀满,口苦纳呆,夜寐不实,大便不爽,小便自调,舌苔薄黄,质淡红,脉沉细。辨证属湿热内蕴,心血瘀阻。

治法:清热利湿,活血化瘀。

处方:瓜蒌皮 10g,苦参 3g,功劳叶 6g,甘松 5g,枳实 15g,柏子仁 6g,龙齿 30g。7 剂,水煎服,每日 1 剂。

按:苦参药味苦寒下行,甘松温胃上行,枳实、瓜蒌、功劳叶三味相伍宽胸膈之满,行肠胃之滞,柏子仁、龙齿养心安神定志。

二诊:药后症情明显好转,心悸怔忡渐平,食欲转振,夜寐亦安,二便自调,舌苔薄白,质淡红,脉沉细,继用上方巩固疗效。7 剂,水煎服,每日 1 剂。

【病案八】

梁某,男,56 岁。

患者原有全束支传导阻滞、心律不齐病史,近一周又感心慌气短,胸闷心悸,失眠多梦,时汗出,纳谷尚可,舌质淡苔腻,脉细滑。辨证为心阳不足,瘀血阻络。

治法:温阳益心,活血化痰。方用瓜蒌薤白半夏汤加减。

处方:瓜蒌 12g,薤白 12g,半夏 10g,陈皮 10g,桂枝 12g,丹参 15g,枳壳 15g,黄芪 20g,炒枣仁 30g,夜交藤 30g,生龙骨 30g(先煎),生牡蛎 30g(先煎),枸杞 15g,浮小麦 60g,党参 12g,厚朴 10g,麦冬 12g,五味子 12g,炙甘草 5g。7 剂,水煎服,每日 1 剂,早晚各一次。

按:冠心病属于中医胸痹范畴,病机为本虚标实,虚实互呈,治以温阳益心,活血化痰,标本同治。药用瓜蒌、薤白、半夏燥湿化痰,宣痹散结。但此乃宿疾,单用经方,药力尚显单薄,扶正之力不足,祛邪之功稍浅,难取速效,故加党参大补元气,补益心脾,振奋心阳而通心脉,资脾化源而杜痰湿;黄芪补心气以升元阳,益脾气以利水湿;桂枝温经通阳宣痹,尤善通心阳,枳壳行气除痞;厚朴行气消痰,甘草调药和中。诸药合用共奏温阳益心,活血化痰之功。心气不足,故心神不宁,加麦冬清热益气养阴,降心火,益心气,退热邪,再防邪郁化热伤阴;加枣仁安心除烦,养心安神,助血益脾。本方针对冠心病气虚痰瘀证而设,益气养心,行气豁痰以治其本;活血化痰,以治其标。全方以补为通,通补兼施,补而不助其壅,通而不损其正,共奏益气养心,活血化痰,兼以行气之功,邪正兼顾,标本兼治,故病可愈。

第二节　胸痹(心痛)

胸痹(心痛)是以胸部憋闷、疼痛,甚至胸痛彻背,短气,喘息不得卧为主症的疾病。轻者仅感胸闷如窒,呼吸欠畅,心前区、胸膺、背部、肩胛间区隐痛或绞痛,可伴随面色苍白、出冷汗,历时数分钟至 10 余分钟,经休息或舌下含药后迅速缓解,呈反复发作性;严重者胸痛彻背,背痛彻胸,持续不能缓解,甚至可发生猝死。本病的发生多与年老体虚、饮食不节、情志失调、劳逸失调、寒邪内侵等因素有关,主要病机是心脉痹阻。

【病案一】

吴某,女,72 岁。

胸膺板痛,胸闷气短,牵连左上肢疼痛,心悸怔忡,夜寐欠佳,纳谷正常,大便稍干,小便自调,舌苔薄白质紫,脉结代。心电图提示:室性期前收缩,呈三联率,ST 段改变。此乃心血不足,心脉痹阻之咎。

治法:益心气、通心脉、宣痹散结,调气宽胸。方选瓜蒌薤白半夏汤加味。

处方:太子参 20g,丹参 20g,降香 10g,赤芍 15g,瓜蒌 20g,薤白头 12g,郁金 12g,火麻仁 30g,浙贝母 30g,姜半夏 12g,合欢皮 12g,炙甘草 10g。7 剂,水煎服,每日 1 剂。

按:方中太子参、合欢皮益心气、畅心脉;郁金、降香调气通络;瓜蒌、薤白通阳散结、调气涤痰;火麻仁润燥通腑;浙贝母、降香、郁金清热化痰、调气通络。

二诊:药后心气复展,胸痛减轻,夜寐亦安,嘱继用上方巩固疗效。7 剂,水煎服,每日 1 剂。

患者继用上方增损之,1 个月后胸闷胸痛消失、心悸怔忡已愈。纳可便调,精神转振。嘱怡情悦性,畅达气机,劳逸适度,以善其后。

【病案二】

夏某,女,70 岁。

胸闷胸痛间作,患者一周来因事繁劳累又感胸闷发憋,胸痛气短,脘痞纳呆,肢体困重,神疲乏力,二便自调,舌苔白厚,质暗紫,脉结代。心电图提示 ST 段改变。证属胸阳不振,心脉痹阻之咎。

治法:宣痹通阳、活血化瘀。

处方:瓜蒌 15g,薤白 12g,姜半夏 12g,桂枝 10g,丹参 15g,赤芍 15g,降香 6g,黄芪 20g,浙贝母 20g,炙甘草 6g。7 剂,水煎服,每日 1 剂。

二诊:药后胸闷胸痛均减,心悸消失,食欲稍振,二便自调,舌苔薄白,质紫气,脉细,偶有歇止,效不更方,上方继服。7 剂,水煎服,每日 1 剂。

按:方中瓜蒌、半夏、浙贝母化痰祛湿,宽胸痹、开心气;丹参、赤芍、降香养血活血、化瘀通络;桂枝、薤白温通心阳,黄芪、炙甘草补益心气;诸药配伍每每收效。

【病案三】

葛某,男,41 岁。

刻下胸痛胸闷,心悸怔忡,气闷发憋,纳谷少思,口干欲饮,苔白、质偏红,脉沉细,偶有间歇。心率 79 次/min,各肋未闻及器质性杂音。心电图提示:窦性心律不齐;Ⅱ度房室传导阻滞。证属胸阳不振,心血瘀阻。

治法:活血化瘀,养心通阳。

处方:丹参 20g,全瓜蒌 15g,薤白头 6g,降香 6g,玉竹 10g,红花 10g,麦冬 10g,炙甘草 6g,合欢皮 12g,赤芍 15g。4 剂,水煎服,每日 1 剂。

按:①瓜蒌、薤白温通心阳、通利血脉。②降香辛、温,行瘀止血,定痛。③丹参味苦、性微寒,活血,祛瘀,调经,清血热,除烦渴。④合欢皮味甘、性平,安神解郁,活血消肿止痛。⑤桂枝温通心阳较佳,但因该患者舌质偏红、口干欲饮,故未使用桂枝一药。⑥苦参苦、寒,功能清热燥湿利水,大苦性味之药,与病机不符,故未使用。

【病案四】

苇某,女,44 岁。

风湿性心脏病已十余载,心悸怔忡,心前区疼痛,气闷发憋,两颧发红,纳谷少思,声音嘶哑,寐差,脉结代,细而无力,舌苔白稍厚,质偏红。辨证属气阴两虚,神失所舍,心血瘀阻。

治法:养心宁神,活血化瘀。

处方:太子参 15g,麦冬 10g,丹参 15g,五味子 5g,合欢皮 12g,功劳叶 10g,瓜蒌皮 12g,薤白头 6g,茯神 12g,降香 3g,新会皮 5g,赤芍 10g,夜交藤 5g,甘草 5g。5 剂,水煎服,每日 1 剂。

【病案五】

何某,男,35 岁。

胸部闷痛已有两年,伴见心悸,寐梦纷纭,头晕,纳谷尚可,夜间盗汗,四肢乏力,二便自调,脉细弦,舌苔白厚腻,舌质紫。辨证属气阴不足,瘀血痹阻。

治法:益气养阴安神,宣痹化瘀。

处方:全瓜蒌 20g,太子参 15g,麦冬 10g,五味子 6g,丹参 15g,赤芍 10g,降香 3g,茯神 12g,生黄芪 12g,玉竹 10g,浮小麦 30g,甘草 5g,功劳叶 6g。4 剂,水煎服,每日 1 剂。

第三节 不 寐

不寐是以各种原因引起睡眠时间和/或睡眠质量不足,并导致疲乏无力、全身不适为特征的病证。轻者入睡困难,或寐而不酣,时寐时醒,早醒,或醒后不能再寐;重者则彻夜不寐。本病每因饮食不节,情志失常,劳倦、思虑过度及病后、年迈体虚等,导致心神不安,神不守舍而发。

【病案一】

李某,男,62 岁。

主诉:胸闷失眠一月余。

患者一个月来,心悸胸闷,心烦,有时彻夜不眠,五心烦热,口干盗汗,双目干涩,偶有耳鸣,腰膝酸软,心烦易怒,大便干结,小便自调,舌红少苔,脉

细数。辨证属心阴不足,神失所养。

治法:滋阴清火,养心安神。方用天王补心丹加减。

处方:生地黄 12g,玄参 12g,麦冬 10g,天冬 10g,当归 10g,丹参 10g,党参 12g,炙甘草 6g,茯神 15g,炙远志 12g,酸枣仁 30g,柏子仁 10g,五味子 10g,首乌藤 30g,桔梗 6g。7 剂,水煎服,每日 1 剂。

按:本例为心阴不足、神失所养导致的心悸失眠,其辨证治疗关键在于滋阴养血,对阴虚而火不太旺者最宜。方中生地、玄参壮水制火,丹参、当归补血养心,党参、茯神、远志、柏子仁益心气养心神,麦冬、天冬增阴液,酸枣仁、五味子之酸用以敛心气耗散,桔梗载药上行以为使药,首乌藤养心安神。

二诊:药后症情稍有好转,夜间稍能安眠,但醒后仍心悸难寐,纳谷尚可,胸闷盗汗均减,二便自调,舌苔薄白、质偏红,脉沉细。上方加龙齿 30g 以重镇安神。7 剂,水煎服,每日 1 剂。以观其效。

三诊:药后夜寐能安,胸闷、心悸等症已瘥,纳谷尚可,二便自调,舌苔薄白、质淡红,脉沉细。继用上方巩固疗效,7 剂,水煎服,每日 1 剂。另嘱患者服天王补心丹两盒,每次 6g,每日两次,以善其后。

【病案二】

朱某,女,45 岁。

夜寐不佳,时寐易醒,醒后难以入寐,严重时彻夜不眠,胸闷时欲叹息,喜悲伤欲哭,心烦易躁。食欲不振,有时精神恍惚,不能自主。二便自调,舌苔薄白、根厚腻,质紫气,脉弦滑。辨证属肝气郁结,神不守舍。

治法:疏肝解郁,养心安神。方选甘麦大枣汤加味。

处方:淮小麦 30g,炙甘草 6g,百合 30g,太子参 20g,麦冬 12g,生白芍 15g,当归 10g,茯神 20g,炒酸枣仁 30g,合欢皮 12g,小蓟 30g,龙齿 30g(先煎),大枣 6 枚,夜交藤 30g。7 剂,水煎服,每日 1 剂,早晚各一次。

按:方中甘草甘缓和急;淮小麦味甘微寒,以养心气;大枣甘平,补益中气,坚志除烦;太子参、百合、生白芍益气润肺,平肝柔肝生津;麦冬、当归养血清热,养阴生津;茯神、龙齿、酸枣仁养心安神,震慑浮阳;小蓟凉血止血,清利下焦之热,因心与小肠相表里,在临床上常与龙齿配伍,治疗不寐疗效显著;夜交藤养血安神;合欢皮疏肝解郁,安神定志。

二诊:胸闷欲叹息较前好转,心烦易躁亦轻,食欲稍振,仍时有欲悲,二便自调,舌苔薄白,质紫气,脉弦滑。继用上方,夜交藤加至60g。

三诊:胸闷、欲悲较前有所改善,心烦易躁消失,纳谷尚可,睡眠较前明显改善,每晚可睡4~5小时,精神亦佳,二便自调,舌苔薄白,脉弦滑。继用上方,巩固疗效。

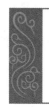

第三章 脑系病证

第一节 眩 晕

眩晕是以头晕眼花为主要临床表现的病证。"眩"即眼花或眼前发黑，视物模糊；"晕"是指头晕或感觉自身或外界景物旋转。两者常同时并见，故统称"眩晕"。其轻者闭目可止，重者如坐车船，旋转不定，不能站立，或伴有恶心、呕吐、汗出、面色苍白等症状。西医学中的原发性或继发性高血压、低血压、椎-基底动脉供血不足、贫血、梅尼埃病、脑卒中等，临床以眩晕为主要表现者，均可参照本节辨证施治。

【病案一】

唐某，男，65岁。

头昏头胀，面部烘热，口干口苦，痰稠咯艰，纳谷颇佳，夜寐尚好，小便自调，大便稍干，脉弦紧，舌苔白厚腻，质紫。患者形体丰腴。辨证属痰湿内蕴，肝阳夹痰上扰清窍。

治法： 平肝潜阳，化痰和络。

处方： 桑麻丸18g，珍珠母30g(先煎)，白蒺藜12g，黄芩10g，竹茹10g，黛蛤散10g，钩藤15g，怀牛膝10g，代赭石30g(先煎)，麦冬10g，夏枯草12g，生地15g。5剂，水煎服，每日1剂。

按： 重镇药物配平肝潜阳之品，治疗肝阳上亢之高血压效果虽好，不宜过度。大便干，药选用代赭石，取其镇逆平肝之效，且能通便，《医学衷中参西录》中描述代赭石："能生血兼能凉血,而其质重坠,又善镇逆气,降痰涎,止呕吐,通燥结,用之得当,能建奇效。"

【病案二】

张某,女,44 岁。

近一周来头晕头痛,肝区疼痛,咳嗽痰多,色白易咯,口干口苦,纳谷尚可。高脂血症、慢性肝炎由来已久,现血压 150/100mmHg,小便稍黄,脉细弦,舌苔黄腻质偏红,患者形体丰腴、痰湿素盛。辨证属肝阳夹痰,上扰清窍。

治法:平肝潜阳,化痰利湿。

处方:竹沥 10g,半夏 10g,橘红 6g,茯苓 12g,泽泻 10g,决明子 12g,白蒺藜 12g,珍珠母 20g(先煎),淡竹茹 10g,夏枯草 12g,生白芍 10g,生楂肉 30g,全瓜蒌 12g。4 剂,水煎服,每日 1 剂。

按:决明子、泽泻,用于降脂常服有效。

【病案三】

张某,男,63 岁。

劳累过度,昨晚十一时许突然感到头晕头痛,尤以前额痛为甚,疼势较剧,当时口干欲饮,不能入寐,今晨稍感恶心呕吐,自测血压正常,微感咳嗽,头痛已减轻,纳谷尚可,四肢疲惫,二便自调,舌苔白微腻,质稍红,脉弦滑。辨证为痰浊肝阳上扰清窍所致。

治法:化痰平肝,利湿,和络镇痛。

处方:竹沥 6g,半夏 6g,陈皮 10g,茯苓 12g,枳实 10g,竹茹 10g,珍珠母 20g(先煎),生白芍 12g,桑叶 10g,菊花 10g,丹参 12g,甘草 3g。3 剂,水煎服,每日 1 剂。

按:川芎有活血搜风、行气止痛之功效,治疗表证头痛为宜;至于阴虚阳亢、肝风上扰之眩晕头痛,则非川芎所宜。本患者痰湿之体,又加肝火上扰清窍所致,川芎不宜用。菊花甘苦,微寒,疏风清热,能疗毒,平肝明目。珍珠母咸寒,安神定惊,清肝除翳,外用收敛生肌。枳实辛、苦、酸,微寒,破气利痰,散积消痞。桑叶甘、苦,寒,疏风清热,清肝明目。

【病案四】

顾某,女,48岁。

患者患"晕病"十年有余,刻下头晕目眩,如坐舟车,痰多易咯,午休尚可,四肢乏力,大便时溏,小便自调,脉滑,舌苔白厚腻。辨证为痰浊中阻,上扰清窍,朱丹溪云"无痰不作眩"与此符合。

治法:化痰泄浊,调益肝脾。

处方:天麻3g,清半夏10g,白术10g,云苓12g,陈皮10g,生白芍12g,决明子10g,钩藤10g(后下),蔓荆子10g,菊花10g,枸杞10g,泽泻10g。3剂,水煎服,每日1剂。

按:泽泻有利水渗湿泄热之效,如《金匮要略》泽泻汤:"心下有支饮,其人苦冒眩,泽泻汤主之。"另,泽泻有养五脏,益气力,治头眩,聪耳明目之功。本方加入能加快化痰泄浊,益肾之功。

【病案五】

张某,女,48岁。

原有高血压病史,现测血压194/110mmHg,头晕头胀,目眩寐差,腰膝酸楚肢麻,痰多易咯,牙龈渗血,纳谷不馨,口干欲饮,大便时干,小便时黄,舌苔白厚腻,质红,脉弦滑。

辨证:肝阳夹痰,上扰清窍。

治法:平肝潜阳,化痰通络,泄降为法。

处方:代赭石30g(先煎),珍珠母30g(先煎),决明子12g,白蒺藜12g,黛蛤散12g,钩藤18g(后下),夏枯草15g,橘红6g,竹茹10g,墨旱莲30g,生地15g,豨莶草30g。5剂,水煎服,每日1剂。

二诊:药后血压下降,血压172/92mmHg,头晕胀痛稍轻,牙龈渗血渐消,痰多易咯,口干口苦,大便时干,小便自调,舌苔薄,质偏红,脉细弦。辨证同前。

处方:代赭石30g(先煎),珍珠母30g(先煎),决明子12g,夏枯草15g,黛蛤散12g,淡竹茹10g,钩藤18g(后下),生地15g,桑麻丸18g,怀牛膝12g,地骨皮15g。5剂,水煎服,每日1剂。

按:地骨皮能清虚火又能降压。

三诊:近两日来头晕目眩减轻,胀感稍甚,手足时麻,腰膝酸楚,血压134/94mmHg,药后咳痰量少,牙龈渗血减轻,口干欲饮,纳谷不馨,大便稍干,小便黄,舌苔薄,质偏红,脉细滑。辨证同前。

治法:平肝潜阳,化痰和络。

处方:代赭石30g(先煎),珍珠母30g(先煎),决明子12g,夏枯草15g,钩藤18g,黄芩10g,竹茹10g,黛蛤散3g(包煎),桑寄生12g,豨莶草30g,天麻8g,生地15g。5剂,水煎服,每日1剂。

【病案六】

张某,女,78岁。

视物模糊,头晕目眩已久,两个月来双目失明,西医诊断为视神经萎缩,近日感到胸闷欲太息,两目干涩,纳谷尚可,夜寐亦可,二便自调,舌苔薄白,舌质淡红,脉弦细。辨证属肝肾精血不足。

治法:补肝益肾,益气养血。

处方:炙龟甲20g(先煎),生白芍12g,桑葚子12g,灵磁石30g(先煎),枸杞子12g,菊花12g,生地12g,熟地12g,制首乌15g,合欢皮12g,决明子12g,桑麻丸15g,谷精草12g。5剂,水煎服,每日1剂。

二诊:药后胸闷渐轻,两目干涩好转,纳谷尚可,夜寐亦安,舌苔薄白、质淡红,脉弦细。继用上方巩固疗效,7剂,水煎服,每日1剂。嘱患者前往眼科进一步诊治,以利康复。

按:谷精草有养肝明目之功效。

【病案七】

黄某,女,67岁。

现测血压 134/78mmHg,昨晚突然头晕目眩,如坐舟车,胸闷泛恶。平素腰疼腿酸,倦怠乏力,纳谷欠佳,口干口苦,大便自调,小便正常,舌苔白厚腻,脉沉弦。辨证为肝阳夹痰,上扰清窍。

治法:平肝潜阳,化痰降逆。

处方:桑麻丸 18g,珍珠母 20g(先煎),代赭石 12g(先煎),白蒺藜 12g,夏枯草 12g,黛蛤散 10g(包煎),枸杞 12g,菊花 12g,竹茹 10g,钩藤 15g(后下),竹沥 10g,半夏 10g,橘红 6g,生牡蛎 20g(先煎)。4 剂,水煎服,每日 1 剂。

【病案八】

张某,男,56 岁。

原有高血压病史,收缩压最高至 210mmHg,近 3 天来感冒鼻塞,头晕头痛,咳嗽痰多,气短疲劳,口干口苦,鼻衄齿衄,大便正常,小便稍黄,舌苔黄,质红,脉细弦。辨证属素体阳亢,风热袭肺,肺失清肃。

治法:平肝潜阳,疏风散热,肃肺。

处方:桑叶 12g,菊花 12g,杏仁 10g,黛蛤散 12g(包煎),白茅根 30g,炒牛蒡子 12g,芦根 20g,珍珠母 30g(先煎),钩藤 14g(后下),玄参 12g,连翘 12g,地骨皮 15g。3 剂,水煎服,每日 1 剂。

二诊:药后外邪已解,现血压 180/92mmHg,头晕头痛减轻,痰多易咯,口干欲饮,腰膝疼痛,纳谷不馨,右耳疼痛,耳鸣,二便自调,舌苔黄厚腻,质红,脉细滑。辨证为肝阳夹痰,上扰清窍。

治法:平肝潜阳,化痰开窍(清降为法,育阴为辅)。

处方:代赭石 30g(先煎),珍珠母 30g,白蒺藜 12g,黛蛤散 12g(包煎),怀牛膝 12g,豨莶草 15g,灵磁石 30g(先煎),炒竹茹 10g,生白芍 10g,枸杞 15g,菊花 15g,夏枯草 15g,钩藤 15g(后下),炒子芩 15g,生地 10g,玄参 10g。4 剂,水煎服,每日 1 剂。

按:白茅根甘寒,凉血止血,清热利尿,鲜者尤良。芦根甘寒,清肺胃热,止呕除烦。夏枯草苦辛、寒,清热散结,清肝明目。代赭石苦寒,镇逆平肝。

灵磁石辛寒,镇静安神,潜阳纳气。

【病案九】

吴某,女,46岁。

头目昏晕已半载,眩晕如坐舟车,平素黏痰较多,纳谷不馨,夜寐梦多,二便自调,舌苔白厚腻,质淡红,脉细弦。辨证为痰湿内蕴,上扰清窍。朱丹溪曰:"无痰不作眩。"

治法:化痰泄浊,平肝潜阳。

处方:天麻5g,法半夏10g,代赭石30g(先煎),泽泻12g,白蒺藜12g,石决明12g,炒白术15g,钩藤18g,黛蛤散12g(包煎),合欢皮12g,夜交藤30g,车前子12g(包煎)。3剂,水煎服,每日1剂。

按:肝旺痰阻以致眩晕不能自控,方中加代赭石以潜阳祛痰。

【病案十】

曹某,女,22岁。

宿有高血压病史,血压140/102mmHg,刻下头晕头胀,耳鸣目眩,口干欲饮,时而痰多,夜寐梦多,肝区隐痛,纳谷不馨,两手发麻,二便自调,舌苔薄白,舌中裂,舌质偏红,脉细弦。辨证属肝阳夹痰,上扰清窍。

治法:平肝潜阳,化痰和络。

处方:代赭石15g(先煎),珍珠母20g(先煎),白蒺藜12g,钩藤18g(后下),黛蛤散12g(包煎),竹茹10g,竹沥10g,半夏10g,豨莶草15g,灵磁石15g(先煎),白芍12g,广地龙6g,川石斛12g。5剂,水煎服,每日1剂。

按:川石斛对阴虚阳亢之高血压有效。本药非但有降压作用,还能滋阴清热生津。

二诊:药后头晕头胀均减,视物昏花已清,右胁疼痛减轻,喉痰减少,夜寐已安,二便自调,舌苔薄白,舌质偏红,脉弦细,现测血压130/90mmHg,继用上方加牛膝12g巩固疗效。5剂,水煎服,每日1剂。

【病案十一】

戴某,男,60岁。

患者经常头晕头痛,头痛以两侧较著,多次治疗,效果不显。去年在当地医院行头颅 CT 示:头颅后枕骨骨瘤。现症见心烦易怒,纳谷尚可,夜寐梦多。苔薄,质偏红,脉细弦。辨证属气滞血瘀,阻遏络道。

治法:化瘀软坚,平肝潜阳。

处方:丹参 15g,夏枯草 15g,石决明 12g,炒黄芩 10g,黛蛤散 30g(先煎),牡蛎 30g(先煎),赤白芍各 12g,钩藤 18g(后下),菊花 12g,白蒺藜 12g,黄药子 15g,川芎 6g,昆布 12g,炒橘核 10g,炒荔枝核 10g。5 剂,水煎服,每日 1 剂。

按:黄药子,性平味苦,有小毒,功效为凉血止血,消肿解毒,止咳平喘。

【病案十二】

王某,男,21岁。

前天下午,一木板从一米处掉下来击伤头部,患者当时摔倒在地,神志清楚,无恶心呕吐症状。刻下头晕头痛,目眩肢楚,夜寐不佳,纳谷不馨,痰多质稠,时而泛恶,脉弦滑,舌苔薄,质红。头颅 CT 未见异常。辨证为外伤所致,局部气血瘀阻。

治法:活血化瘀。

处方:丹参 15g,赤芍 10g,白芍 10g,制乳香 5g,制没药 5g,当归 10g,蔓荆子 10g,川芎 6g,竹沥 10g,半夏 10g,竹茹 10g,合欢皮 12g。5 剂,水煎服,每日 1 剂。

【病案十三】

张某,女,50岁。

头昏神疲乏力半月,头目昏眩,头部有重感,纳谷不馨,平素痰多,心烦易怒,口苦,小便黄,大便自调。查肝功能正常。舌苔薄,质偏红,脉弦细。辨证为肝旺痰阻,上扰清窍。

治法：平肝潜阳，化痰和络。

处方：夏枯草 18g，珍珠母 30g（先煎），白蒺藜 12g，泽泻 10g，黛蛤散 12g（包煎），淡黄芩 10g，炒栀子 6g，清半夏 6g，生麦芽 30g，生龙骨 12g（先煎），生牡蛎 12g（先煎），全瓜蒌 12g。3 剂，水煎服，每日 1 剂。

【病案十四】

耿某，女，78 岁。

罹患头晕目眩数载，近半月来加重，目胀耳鸣，四肢颤抖，心中烦热，口干口苦，纳谷少思，夜不能寐，喉中痰多，二便自调，舌苔白厚腻，质紫，脉弦滑。现测血压 170/90mmHg，症属肝肾阴虚，肝阳偏亢，风痰上扰之咎。

治法：平肝潜阳，镇肝息风。方选镇肝熄风汤加味。

处方：代赭石 30g（先煎），生白芍 15g，生牡蛎 30g（先煎），生龙骨 30g（先煎），生龟甲 15g（先煎），玄参 10g，川楝子 10g，生麦芽 30g，青蒿 15g，牛膝 12g，竹沥 15g，半夏 12g，羚羊角粉 0.6g（分两次冲服）。7 剂，水煎服，每日 1 剂。

按：生龙骨、生牡蛎、生龟甲、生白芍潜阳镇逆、柔肝息风；代赭石重镇平肝、理气降胃平冲；玄参滋肝降水；青蒿清肝热、疏肝郁；羚羊角粉平肝息风；牛膝引血下行，折其亢盛之风阳。诸药合用，具有镇肝息风之效。

二诊：患者药后症情明显好转，四肢颤抖渐消，头晕目眩减轻，目胀耳鸣亦减，食欲稍振，夜寐尚安，二便自调，舌苔白厚腻渐化，质衬紫，脉弦滑。继用上方加黄芩 10g。7 剂，水煎服，每日 1 剂。

三诊：药后诸恙悉除，头晕目眩、四肢颤抖均消失，纳谷尚可，精神转振，二便自调，舌苔薄白，质衬紫，脉弦滑，现测血压 140/84mmHg。嘱以上方继服，两日一剂，巩固疗效，另嘱患者怡情悦性，避免情志刺激，以免疾病复发。

【病案十五】

汤某，女，30 岁。

双眼胀痛已有一年之久，有时视物模糊，眼科检查未发现异常。目胀时时牵连头痛,头晕头昏心烦,口干不欲饮,纳谷尚好,大便正常,小便自调,舌质红,苔黄厚腻,脉细弦。辨证属肝肾不足,郁热上扰。

治法:滋补肝肾,宣发郁热。

处方:夏枯草 15g,生地 12g,枸杞 10g,麦冬 10g,玄参 10g,决明子 12g,木贼草 12g,菊花 10g,白蒺藜 12g,生白芍 10g,桑叶 10g,车前子 10g(包煎),当归 10g。4 剂,水煎服,每日 1 剂。

按:脉证合参,此乃肝肾不足,郁热上扰所致,以滋水润木而清郁热。如现目赤、耳肿、口苦、咽痛、胁痛等肝经实火诸症,方当选用龙胆泻肝汤。

【病案十六】

彭某,男,20 岁。

原有肝炎病史,经治疗肝功能正常。刻下:头胀头痛半月,伴口干口苦、头晕目眩,近三天来,鼻衄时作,色鲜红、量不多,胸闷心烦,四肢稍感麻木,纳谷尚可,小便黄,大便干,舌苔黄厚腻,舌质偏红,脉弦滑。辨证为肝火犯肺,阳络受损。

治法:清肝降火。

处方:夏枯草 20g,黛蛤散 12g(包煎),丹皮 10g,炒黄芩 10g,炒山栀 6g,怀牛膝 10g,白茅根 30g,生地 15g,生白芍 12g,麦冬 12g,黑玄参 15g,知母 6g,全瓜蒌 20g。3 剂,水煎服,每日 1 剂。

按:方用泻白散加减。其中,夏枯草清肝降火,黛蛤散清肺肝热、化痰、凉血。

【病案十七】

沈某,男,23 岁。

肝炎恢复期,面部烘热,头晕,口干口苦,胸闷不舒,纳谷尚可,小便黄,大便自调,舌苔白厚腻,质偏红,脉弦。辨证属肝经湿热未清。

治法:清泻肝经湿热。

处方:软柴胡 6g,茵陈 30g,生薏苡仁 20g,炒黄芩 10g,蒲公英 15g,车前子 12(包煎),全瓜蒌 15g,淡竹茹 10g,茯苓 12g,碧玉散 15g(包煎)。5 剂,水煎服,每日 1 剂。

按:碧玉散甘淡渗湿利水,清热解暑,有清泻肝火作用,其组成为六一散加青黛。

【病案十八】

李某,女,30 岁。

慢性黄疸型肝炎,已有 3 个月,经治疗病情明显好转,复查肝功能,黄疸指数偏高,胆红素 1.4μmol/L。刻下:头晕,口干口苦,四肢乏力,右胁时痛,纳谷欠佳,大便秘结,小便稍黄,舌苔薄白,舌质偏红,脉弦。辨证为湿热未清,肝胆气滞。

治法:清热利湿,疏肝利胆。

处方:茵陈 30g,炒黄芩 10g,败酱草 12g,蒲公英 15g,白花蛇舌草 30g,生麦芽 30g,全瓜蒌 30g,苦参 10g,生甘草 6g,制大黄 6g。4 剂,水煎服,每日 1 剂。

按:白花蛇舌草,苦、甘、寒,入胃、大肠、小肠经,可清热解毒,利尿消肿,消炎。

【病案十九】

张某,男,40 岁。

患慢性肝炎,屡治未愈。刻下:耳鸣耳聋,头晕头胀,午后烘热,口干口苦,腰疲肢倦,夜梦纷纭,纳谷欠佳,大便干灼,小便稍黄,舌苔薄白,中裂,质偏红,脉细弦。辨证属肝肾阴虚,虚火上扰。

治法:壮水之主,以制阳光。

处方:枸杞子 12g,菊花 12g,丹皮 10g,生地 12g,灵磁石 30g(先煎),夏枯草 15g,地骨皮 12g,玄参 12g,全瓜蒌 20g,决明子 12g,怀牛膝 12g,炒黄芩 5g,桑麻丸 12g。4 剂,水煎服,每日 1 剂。

按:桑麻丸补益肝肾,清头目、润脏腑,治肝经虚热,头眩目花,久咳不愈,津枯便秘,风湿麻痹,肌肤甲错。

【病案二十】

张某,女,58 岁。

头晕目涩,周身筋脉掣痛,倦怠乏力,口干口苦,牙龈渗血,纳谷不馨,夜寐不佳,大便不爽,小便自调,舌苔薄白,舌质偏红,脉细弦。血压 130/80mmHg。辨证属肝阴不足,虚火上扰,筋脉失养。

治法:滋肝阴,清虚热,养肝血,和络脉。

处方:枸杞子 12g,菊花 12g,生地 12g,生白芍 10g,石斛 12g,麦冬 12g,玄参 12g,桑麻丸 18g,地骨皮 12g,豨莶草 12g,鸡血藤 15g,白茅根 30g。4 剂,水煎服,每日 1 剂。

【病案二十一】

张某,男,52 岁。

头晕目眩,间作载余。刻下:头晕目眩,面红目赤,口干口苦,头胀头痛、性急易怒、肢体不时颤抖,失眠多梦,便秘尿赤,舌苔黄厚、质红,脉弦数。有高血压家族史。现测血压 180/98mmHg,症属肝阳上亢,上冒颠顶则头痛头胀、眩晕,肝阳升发太过则性急易怒,阳扰心神、神不守舍则寐少梦多,肝火偏盛、循经上炎则面红目赤、口干口苦,火热灼津则便秘尿赤。辨证为肝阳上亢,上扰清空。

治法:平肝潜阳,清火息风。方选天麻钩藤饮化裁。

处方:天麻 12g,钩藤 30g(后下),石决明 30g(先煎),菊花 12g,黄芩 12g,生地 12g,杜仲 12g,川断 10g,牛膝 12g,僵蚕 12g,桑寄生 15g,罗布麻 15g,龙齿 30g(先煎),夜交藤 30g。7 剂,水煎服,每日 1 剂。

按:方中天麻、钩藤平肝潜阳治眩晕,石决明镇肝潜阳,杜仲、川断养肝肾,夜交藤、龙齿安神镇静,罗布麻、桑寄生平肝潜阳,降压明显,牛膝载药下行。诸药合用,使偏亢之阳复为平衡。嘱患者劳逸适度,怡情悦性,以防卒中。

二诊:药后症情好转,头晕目眩减轻,头胀头痛大减,口干口苦已瘥,夜寐稍安,仍时有肢体颤抖,大便自调,小便稍黄,舌苔白厚腻稍化,质偏红,脉弦,现测血压 160/90mmHg。药获效机,上方加珍珠母 30g(先煎)、羚羊角粉 0.6g(冲服),以增强平肝潜阳、镇痉息风之功。7 剂,水煎服,每日 1 剂。

三诊:面目红赤消失,头胀头痛、肢体颤抖已瘥,纳谷正常,夜寐亦安,二便自调,舌苔薄白、质淡红,脉弦,现测血压 130/90mmHg。上方继服,巩固疗效。7 剂,水煎服,每日 1 剂。

患者继用上方增损之,一个月后头晕目眩、头痛头胀诸症悉除,血压平稳。继用上方,间日一剂,以善其后。

【病案二十二】

韩某,男,79 岁。

患者形体丰腴,原有高血压病史,经常服降压片、芦丁等药物,现测血压 160/92mmHg。刻下:两上肢酸痛,平素痰多,头晕心烦,夜不能寐,纳谷尚可,二便自调,舌苔黄厚腻,质紫,脉弦滑。辨证属湿痰内蕴,肝阳上扰,脉络失养。

治法:平肝潜阳,化痰和络。

处方:代赭石 30g(先煎),生地 12g,枸杞子 12g,菊花 12g,鲜姜黄 10g,竹沥 10g,半夏 10g,竹茹 10g,双钩藤 18g(后下),桑枝 12g,豨莶草 20g,黛蛤散 12g(包煎),广地龙 10g,夜交藤 30g。4 剂,水煎服,每日 1 剂。

按:姜黄化瘀和络,通经止痛。

【病案二十三】

李某,男,43 岁。

以"头晕头痛间作月余,加重 1 周"就诊。近 1 个月来间断出现头晕头痛,耳鸣,纳差,乏力,眠差多梦,遇烦恼郁怒而加重。颜面潮红,急躁易怒,肢体麻木,二便畅。舌苔黄厚,脉弦。测血压 160/110mmHg。辨证为肝阳风火,上扰清窍。

治法:滋阴潜阳,清火息风。方拟天麻钩藤饮加减。

处方:天麻 12g,钩藤 15g(后下),栀子 10g,黄芩 15g,生地 12g,柴胡 10g,枸杞 12g,菊花 12g,龙骨 30g(先煎),牡蛎 30g,白芷 6g,怀牛膝 15g,陈皮 12g,半夏 12g,炙甘草 5g。7 剂,水煎服,每日 1 剂。

【病案二十四】

张某,男,22 岁。

头晕目眩,动则较剧,神疲懒言,四肢乏力,纳谷尚可,心悸心慌,二便自调,舌苔薄白,质淡,脉沉细弦。辨证属气血两虚,脉失所养。

治法:补益气血。

处方:黄芪 15g,党参 12g,当归 12g,茯神 12g,龙眼肉 10g,生地 10g,熟地 10g,炒白芍 10g,何首乌 12g,枸杞子 12g,菊花 12g,炙甘草 6g。4 剂,水煎服,每日 1 剂。

【病案二十五】

王某,女,66 岁。

头胀头痛月余。患者原有高血压病史,近月来因情怀不爽而头痛加重,头胀头晕,时有四肢颤抖,胃中泛泛欲呕,喉中痰多,形体丰腴,面红目赤,大便不爽,小便自调,舌苔白厚腻,质红,脉弦滑,现测血压 180/100mmHg。辨证属肝阳上亢,阳热亢盛,热极动风。

治法:平肝潜阳,化痰息风。

处方:钩藤 15g(后下),豨莶草 15g,枸杞子 10g,广地龙 6g,桑麻丸 10g,珍珠母 20g(先煎),炙龟甲 15g(先煎),络石藤 10g,川石斛 12g,羚羊角粉 0.6g(分两次冲服)。7 剂,水煎服,每日 1 剂。

另嘱患者怡情悦性,避免情志刺激,以防卒中。

二诊:血压 120/80mmHg,药后头胀头晕有所减轻,四肢颤抖略有改善,喉中痰量减少,仍感两手发麻,舌苔薄白,舌质红,脉弦紧。此乃阴虚阳亢,内风传动之象,卒中之兆,不可忽视。药既获效,另嘱患者怡情悦性以利身体康复。

治法:仍宗上方继进。7 剂,水煎服,每日 1 剂,巩固疗效。

第二节 头 痛

头痛是以头部疼痛为主要表现的病证。头痛既可单独出现,也可发生于多种急慢性疾病过程中。本病多因六淫外邪上犯清空或情志不畅,劳倦体虚,饮食不节,跌扑损伤,导致肝阳上扰,痰瘀痹阻脑络;或精气亏虚,经脉失养而发。

【病案一】

赵某,女,40 岁。

半年来右侧眉棱骨疼痛,每于月经来潮前后疼痛较甚,心烦易躁,纳谷尚可,二便自调,舌苔薄白,质淡红,脉弦滑。辨证为肝阳上亢,痰浊经气逆上,络脉不畅所致。

治法:平肝潜阳,化痰通络。方用选奇汤加味主之。

处方:柴胡 12g,生白芍 15g,炒白芍 15g,枳壳 12g,羌活 10g,防风 10g,黄芩 12g,川芎 6g,浙贝母 30g,茯苓 12g。7 剂,水煎服,每日 1 剂。

按:方中柴胡疏肝解郁,条达肝气,生白芍、炒白芍调理肝脾、缓急止痛,柴胡、枳壳同用可升清降浊,羌活、防风、川芎疏散风邪,黄芩清热泻火,茯苓、浙贝健脾渗湿、化痰通络,甘草调和诸药。诸药相合,共奏平肝潜阳、化痰通络之功。

二诊:药后症情明显好转,眉棱骨疼痛消失,心情好转,纳谷正常,二便自调,舌苔薄白,质淡红,脉缓弦,上方继服巩固疗效。7 剂,水煎服,每日 1剂。另服丹栀逍遥丸,以善其后。嘱患者注意饮食调摄、劳逸适度,怡情悦性,以免病情复发。

【病案二】

董某,女,28 岁。

患者前额头痛半载,半年前冬季因涉水冒寒,遂感前额疼痛,有时头昏目眩,感寒后头痛较甚,纳谷尚可,夜寐亦安,二便自调,舌苔薄白质淡,脉濡。现测血压112/78mmHg,脑血流图未见异常。辨证为风寒外袭,寒遏络脉之咎。

治法:疏风散寒,祛风通络。方用川芎茶调散加减。

处方:川芎12g,荆芥12g,防风12g,细辛3g,白芷10g,薄荷6g(后下),羌活10g,蔓荆子6g,甘草3g。7剂,水煎服,每日1剂。

二诊:药后症情明显好转,头痛头晕均减,纳谷尚可,二便自调,舌苔薄白质淡,脉濡缓。上方继服,巩固疗效。7剂,水煎服,每日1剂。

按:本方重点在祛风寒、通经络,方中川芎为治头痛要药,配伍防风、羌活、白芷、细辛等辛温上行以散头风,故能奏效。

【病案三】

周某,男,31岁。

恙已旬余,微感恶寒不发热,两侧偏头痛甚,鼻塞流浊涕,少带血丝,咳嗽痰多,黄稠易咯,口干口苦,纳谷尚可,大便自调,小便时黄。舌苔薄,质偏红,脉浮。此证为外感之后,肺窍失宣,清肃失司。

治法:宣通肺窍,清肃肺气。

处方:桑叶10g,菊花10g,连翘10g,银花10g,薄荷3g(后下),百部15g,炒黄芩10g,夏枯草10g,黛蛤散12g(包煎),苍耳子10g,辛夷花10g(包煎),白茅根15g。3剂,水煎服,每日1剂。

按:此患者头痛乃鼻渊所致,多由外感之后,肺窍失宣,清肃失司,故加入苍耳子、辛夷花等药。建议患者去五官科进一步检查。

第四章　脾胃系病证

第一节　痞　满

痞满是以胸脘痞塞,满闷不舒,触之无形,按之柔软,压之不痛为主要症状的病证。按部位可分为胸痞和胃痞,胃痞也称心下痞。本节主要讨论胃痞。西医学中的慢性胃炎、功能性消化不良、胃轻瘫等疾病,若以上腹胀满不舒为主要临床表现者,均可参照本节辨证施治。

【病案一】

徐某,女,46 岁。

胃脘痞满,食后胀甚,胃中烧灼嘈杂。平素喜食热物,食欲不振,口干口苦,二便自调。舌苔白厚腻,质红,脉弦。胃镜提示:胆汁反流性胃炎,慢性胃炎伴糜烂。《伤寒论》:"满而不痛者,此为痞。"故本证属脾胃虚弱,寒热互结,气机不畅之咎。

治法:辛开苦降,消痞和中。方用半夏泻心汤加味主之。

处方:党参 12g,姜半夏 12g,黄芩 12g,黄连 7g,干姜 3g,广木香 6g,吴茱萸 1g,枳实 10g,川厚朴 10g,乌贼骨 30g(先煎),瓦楞子 30g(先煎),生姜 5g。7 剂,水煎服,每日 1 剂。

按:方中黄芩、黄连苦降泄热以和阳;半夏、干姜辛开散痞;乌贼骨、瓦楞子增强和胃制酸作用。

二诊:药后症情明显好转,胃脘痞满消失,胃中嘈杂减轻,纳可,二便自调。药获效机,上方继进。7剂,水煎服,每日1剂。

【病案二】

刘某,男,57岁。

胃脘痞满饱胀,食后胀甚,纳谷少思,口干不欲饮,大便不爽,小便自调,舌苔白厚腻,舌质淡红,脉缓弦。此乃脾胃虚弱,寒热互结,气机不畅之咎。

治法:辛开苦降,消痞和中。

处方:党参12g,姜半夏12g,黄芩12g,黄连6g,干姜3g,炒枳壳10g,川朴10g,广木香6g,生麦芽30g,大腹皮15g。5剂,水煎服,每日1剂。

二诊:药后胃脘痞满饱胀大减,食欲转振,二便自调,舌苔白厚腻渐化,舌质淡,脉缓弦,上方加炒莱菔子15g。5剂,水煎服,每日1剂,巩固疗效。

【病案三】

何某,女,26岁。

病起四天,脘闷纳呆,嗳气嘈杂,腰酸肢倦,口淡乏味,有时头晕,二便自调,舌苔薄白,质偏红,脉弦。辨证属脾胃虚弱,纳运失职。

治法:健脾和胃,理气助运。

处方:太子参12g,炒白术10g,云苓12g,陈皮10g,怀山药12g,炒白芍10g,娑罗子10g,佛手6g,甘草3g,合欢皮12g。3剂,水煎服,每日1剂。

【病案四】

汪某,男,65岁。

恙已十月之久,近日来胃脘饱胀,午后尤甚,恶心,晨时口干有秽气,齿龈渗血,食欲尚可,二便自调,舌苔薄黄,质偏红,唇红,脉弦缓。辨证属湿浊中阻,气机不畅。

治法:芳香泄浊,调畅气机。

处方:藿香 10g,佩兰 10g,炒竹茹 50g,苍术 10g,川朴 5g,新会皮 10g,茯苓 12g,生枳实 10g,青皮 6g,蒲公英 15g,生麦芽 15g,木香 5g,白茅花 20g,甘草 3g。4 剂,水煎服,每日 1 剂。

按:苍术、川朴可增强燥湿行气之功;广木香长于行肠胃滞气,《珍珠囊》:"散滞气,调诸气,和胃气,泄肺气"。

【病案五】

张某,女,49 岁。

近一月来出现纳差,胃脘饱胀,嗳气,伴手足麻木,夜寐不安,二便畅,舌质淡、苔白厚,脉细数。有慢性浅表性胃炎病史。辨证属脾胃不和,胃失和降。

治法:健脾化湿,理气和胃。方选平胃散加减。

处方:苍术 12g,厚朴 12g,陈皮 10g,半夏 12g,木香 6g,砂仁 6g(后下),旋覆花 15g(包煎),枳实 12g,炒莱菔子 25g,大腹皮 15g,芍药 15g,炒麦芽 15g,焦山楂 15g,甘草 6g。7 剂,水煎服,每日 1 剂。

【病案六】

王某,男,20 岁。

恙已十月,胃脘饱胀,午后不舒,晨时口中有嗳气发出,食欲尚可,齿龈有时渗血,时有心悸,二便自调,舌苔薄白,质淡红,脉缓弦。辨证为脾胃虚弱,气机不畅。

治法:健脾和胃,调畅气机。

处方:太子参 12g,炒白术 10g,云苓 12g,新会皮 6g,佩兰 10g,炒麦芽 15g,炒谷芽 15g,合欢皮 12g,广木香 5g,炒莱菔子 6g,鸡内金 6g,炒苏子 12g。3 剂,水煎服,每日 1 剂。

按:此病乃脾胃虚弱,消化不良所致。加鸡内金,消食化积力强;加炒苏子,下气消痰,顺气利膈。牙龈渗血,根据血常规、血小板计数化验结果再用药兼顾治疗。

【病案七】

庄某,男,72 岁。

自述两目畏光、迎风流泪半载。患者近半年来,晨起咳嗽时作,纳谷少思,胃脘痞满饱胀,口干口苦,胃脘喜暖喜按,夜寐欠佳,两目畏光,见风流泪,二便自调,舌苔白厚腻,质红,脉弦滑。西医诊断为病毒性结膜炎,慢性胃炎。曾用多种眼药水治疗,效不显著,患者平素性情急躁。辨证属肝气郁结,肝胃不和。

治法:辛开苦降。方选胃病Ⅱ号方化裁,以观其效。

处方:党参 12g,清半夏 10g,黄芩 12g,黄柏 7g,干姜 2g,枳实 12g,厚朴花 10g,木香 6g,生白芍 15g,蝉蜕 10g,僵蚕 6g,谷精草 6g。7 剂,水煎服,每日 1 剂。

二诊:药后症情明显好转,胃脘痞满饱胀大减,食欲转振,两目畏光明显减轻,两眼流泪亦有好转,晨起时感咳嗽,二便自调,舌苔白厚腻渐化,质红,脉弦滑。上方加浙贝母 30g、桑白皮 10g 以增清肺止咳之效。10 剂,水煎服,每日 1 剂。

三诊:两目畏光、见风流泪均有改善,仍时有视物模糊,胃脘痞满饱胀消失,口干口苦已除,纳谷尚可,夜寐已安,舌苔薄白,质淡红,脉弦滑。药获效机,上方继服。10 剂,水煎服,每日 1 剂。

四诊:药后两目畏光已愈,见风流泪时作,胃脘痞满饱胀消失,纳谷尚可,夜寐亦安,二便自调,舌苔薄白质淡红,脉弦细。继用上方巩固疗效。

按:夫五脏六腑之精气皆禀受于脾,上贯于目,脾者诸阴之首也。目者,血脉之宗也,故脾虚则五脏之精气皆失所司,不能归明于目矣,故首当治疗脾胃,恢复中焦脾胃升降之职。李东垣《脾胃论》:"内伤脾胃,百病由生。"故首选辛开苦降为法,上方治疗,故能奏效。

【病案八】

连某,女,46 岁。

恙已八月余,食欲不振,时而犯恶,痞满不舒,脘闷肢倦,口干不欲饮,且有秽气,面色无华,夜寐尚可,大便自调,小便时黄。舌苔黄厚腻,质淡红,脉濡细。辨证为湿浊中阻,胃失和降。

治法:芳香化湿,和胃降逆。

处方:藿香10g,佩兰10g,竹沥10g,半夏10g,炒竹茹10g,川朴3g,生薏苡仁30g,新会皮6g,生麦芽20g,太子参12g,旋覆花10g(包煎),炒枳壳6g。4剂,水煎服,每日1剂。

按:方中藿香芳香化湿,佩兰醒脾化湿,陈皮健脾燥湿,竹沥、半夏配竹茹化痰祛湿,以和中阻。舌苔黄腻,故未用苍术,嫌其温燥。旋覆花增强化痰降逆之功效。

二诊:药后上述症状均减轻,纳呆泛恶,喉中似有物梗阻,口干且有秽气,舌苔黄腻已化,质淡红,脉细弦。辨证为肝郁气滞,湿浊中阻,胃失和降。

治法:仍宗前方化裁。

处方:竹沥10g,半夏10g,炒竹茹10g,绿萼梅8g,炙刀豆子10g,佩兰8g,旋覆花10g(包煎),代赭石30g(先煎),生麦芽30g,麦冬6g,云苓10g。4剂,水煎服,每日1剂。

三诊:药后诸恙均减,食欲转振,口中秽气消失,胸闷喉憋已愈,二便自调,舌苔薄白,舌质淡红,脉细弦,继用上方巩固疗效。

第二节　胃　脘　痛

胃脘痛,又称胃痛,是以中上腹胃脘部疼痛为主症的病证。本病常因外邪犯胃、饮食伤胃、情志不畅和脾胃虚弱等因素导致胃气郁滞,和降失司,不通则痛。西医学中的胃炎、十二指肠球炎、消化性溃疡、功能性消化不良等,以胃痛为主要症状者,可参考本节辨证论治。

【病案一】

程某,男,68岁。

罹患胃病十余载。刻下:胃脘掣痛,痛如针刺,痛处固定,食欲不振,面黄无华,形体渐瘦,舌苔白厚腻,边有瘀斑,舌质紫,舌下静脉怒张,脉涩。胃镜提示:慢性萎缩性胃炎;病理提示:慢性萎缩性胃炎伴肠上皮化生、异型增生。辨证为脾胃虚弱,寒热互结,气滞络痹。

治法:活血化瘀,消痞和中。

处方:丹参12g,白檀香6g,砂仁3g(后下),莪术6g,浙贝母30g,郁金10g,姜半夏12g,黄芩12g,干姜3g,刀豆壳10g,白及6g,玉蝴蝶3g,蛇舌草15g。7剂,水煎服,每日1剂。

二诊:药后症情稳定,胃痛稍轻,纳呆脘胀,二便自调。舌苔白厚腻渐化,边有瘀斑,脉沉涩。上方加生麦芽30g,7剂,水煎服,每日1剂。

按:萎缩性胃炎病程较长,临床可见错综复杂证候,疗效非一蹴而就,嘱患者坚持中医药治疗,随症施治,灵活化裁,半年后复查。

【病案二】

李某,男,62岁。

胃病已十余载,每因饮食不节、饥饱失常,胃痛即作。刻下:胃脘隐痛,喜暖喜按,喜食热物,得热痛减,胸闷纳呆,舌苔薄白,质淡嫩,脉弦紧。胃镜提示:慢性浅表性胃炎。此乃过食生冷,寒积于中,寒为阴邪,其性凝滞,阳气被遏,胃失通降所致。

治法:温中和胃,理气止痛。方用香砂六君子汤加味。

处方:党参12g,炒白术12g,茯苓12g,姜半夏12g,陈皮6g,煨木香3g,砂仁3g(后下),荜澄茄3g,炒白芍12g,甘草3g,生姜5g。7剂,水煎服,每日1剂。

二诊:药后胃痛减轻,食欲转振,二便自调,舌苔薄白,质淡,脉弦,嘱患者忌食生冷之物,原方增损继进。7剂,水煎服,每日1剂。

三诊:连续服用上方出入半月余,胃痛已愈,胸闷消失,纳食正常,舌苔薄白,质淡红,脉缓弦。调理善其后。

【病案三】

缪某,男,27岁。

胃脘疼痛月余,胸脘满闷,时欲太息,胃脘隐痛,吞酸纳呆,大便稍干,小便黄,舌苔薄白,舌质偏红,脉细弦。胃镜提示浅表性胃炎伴糜烂。辨证为肝郁气滞,肝胃不和。

治法:疏肝理气,和胃降逆。

处方:柴胡6g,炒白芍12g,枳实12g,娑罗子10g,煨金铃子10g,延胡索6g,乌贼骨30g(先煎),生麦芽15g,青皮6g,陈皮6g,瓦楞子30g(先煎)。3剂,水煎服,每日1剂。

按:此患者为肝郁气结、肝胃不和所致,治以抑木扶土、疏肝理气、健脾和胃为法,瓦楞子加至30g,以增强降逆止酸之力。

二诊:药后胃痛减轻,嗳气吞酸已平,纳谷少思,二便自调,脉细弦,舌苔薄白,舌质偏红。辨证为肝郁气滞,肝胃不和。

治法:仍宗前方化裁。

处方:软柴胡6g,炒白芍12g,枳壳10g,娑罗子10g,煨金铃子10g,延胡索10g,生麦芽30g,青皮6g,陈皮6g,乌贼骨12g(先煎),沉香10g,神曲10g。4剂,水煎服,每日1剂。

【病案四】

吕某,女,42岁。

以"纳呆、呃逆3天"就诊。脘腹胀痛,嗳腐吞酸,不思饮食,大便稀,小便无异常。舌苔厚腻,脉滑。辨证属脾胃不和,胃失和降。

治法:燥湿健脾,理气和胃。方选平胃散加减。

处方:苍术12g,厚朴12g,陈皮10g,半夏12g,木香6g,砂仁6g(后下),生麦芽30g,神曲15g,焦山楂15g,鸡内金15g,大腹皮15g,延胡索12g,旋覆花15g(包煎),蒲公英15g,炒麦芽15g,炙甘草6g。7剂,水煎服,每日1剂。

【病案五】

万某,男,74岁。

胸部闷痛月余,胃脘满闷,时而窜痛,嗳气频作,时欲太息,纳谷少思,口干不欲饮,夜寐欠佳,头部微痛,血压134/84mmHg,二便自调,舌苔黄、厚腻、少津,中裂,质偏红,脉弦滑。辨证为湿浊中阻,胃失和降,郁久化热。

治法:芳香泄浊,和胃降逆,疏理气机。

处方:藿香6g,佩兰6g,生薏仁12g,苍术5g,川朴花6g,新会皮6g,合欢皮10g,决明子10g,煨金铃子10g,延胡索10g,生麦芽12g,徐长卿12g。3剂,水煎服,每日1剂。

【病案六】

潘某,女,27岁。

胃脘疼痛载余,胃痛隐隐,无规律性,无黑便史,经常头晕,前额头痛,纳谷欠佳,泛恶酸水,脘腹饱胀,舌苔薄白,质红,脉细弦。辨证为肝气郁结,气机不畅。

治法:疏肝理气,和胃止痛。

处方:决明子12g,炒白芍12g,娑罗子10g,炒枳实6g,香附10g,生麦芽30g,乌贼骨15g(先煎),青皮6g,陈皮6g,延胡索10g,煨金铃子10g,炒柴胡5g。3剂,水煎服,每日1剂。

【病案七】

蒋某,女,34岁。

胸闷隐痛月余,刻下胃脘隐痛,时欲太息,胸闷嗳气时作,纳谷尚可,夜寐一般,二便自调,舌苔薄白,舌质淡红。辨证为肝气犯胃,胃失和降。

治法:疏肝理气,和胃止痛。

处方:软柴胡6g,生白芍12g,炒枳壳10g,制香附10g,娑罗子12g,生麦芽15g,合欢皮10g,广木香5g,煨金铃子6g,炒延胡索10g,甘草3g。3剂,水煎服,每日 1 剂。

按:《黄帝内经》云:"木郁之发……民病胃脘当心而痛。"此患者胃痛与木失条达有关。

【病案八】

张某,女,70 岁。

胃脘胀痛,攻撑作痛,痛连两胁,胸闷嗳气,善太息,每因烦恼郁怒而痛作,苔薄白质红,脉弦,胃镜提示慢性浅表性胃炎伴糜烂。此乃肝气郁结,气滞络痹之咎。

治法:疏肝理气,和胃止痛。

处方:柴胡 12g,炒白芍 15g,枳壳 12g,香附 12g,陈皮 6g,绿萼梅 10g,黄芩 12g,丹皮 12g,炒栀子 6g,甘草 3g,佛手 6g,娑罗子 10g。5 剂,水煎服,每日 1 剂。

按:方中柴胡、白芍、枳壳、绿萼梅、娑罗子疏肝理气解郁;白芍、甘草缓急止痛;丹皮、炒栀子清泻肝热;佛手理气和胃不伤阴。吞酸吐酸者上方加吴茱萸 1g,黄连 6g,乌贼骨 30g(先煎)。

该患者连续治疗月余,诸症悉除,嘱其怡悦情志,以善其后。

【病案九】

王某,男,46 岁。

胃脘胀痛,口苦咽干,大便干结,小便黄赤,舌苔黄厚腻,质红,脉弦滑。查 Hp(+),此乃脾胃实热,胃失和降之咎。

治法:清热通腑,和胃降逆。拟以大柴胡汤化裁。

处方:柴胡 12g,枳实 12g,黄芩 12g,法半夏 12g,生大黄 10g(后下),炒白芍 15g,炒栀子 6g,川连 6g,吴茱萸 1g,川楝子 10g,延胡索 10g,蒲公英 15g,败酱草 15g,生姜 3g。5 剂,水煎服,每日 1 剂。

二诊:药后症情好转,胃痛大减,胃脘胀满亦减,小便转清,大便自调,舌苔黄厚腻已化,质红,脉弦滑,药获效机,上方继服。7 剂,水煎服,每日 1 剂。

【病案十】

李某,男,62 岁。

因"胃脘疼痛两天"就诊,诉胃脘疼痛,痛连两胁,时欲太息,嘈杂反酸,口干口苦,纳差恶心,小便黄,舌质淡红,苔黄,脉弦数。外院电子胃镜示:慢性浅表性胃炎伴糜烂。辨证为肝胃实热,胃气上逆。

治法:清热化湿,理气和胃。方选化肝煎加减。

处方:丹皮 12g,炒栀子 6g,陈皮 9g,青皮 6g,白芍 6g,泽泻 10g,浙贝母 12g,黄连 6g,制半夏 9g,海螵蛸 30g(先煎)。7 剂,水煎服,每日 1 剂。

按:治胃必先调肝。引起胃脘痛的病因很多,但以情志不遂、肝气郁结、横逆犯胃最为多见。若肝气郁结,日久化火,肝胃郁热,常用化肝煎,或丹栀逍遥丸去白术、生姜,加左金丸,使得肝气调、胃气和,则胃脘痛得以痊愈。

【病案十一】

蔡某,女,42 岁。

因"胃脘胀痛伴口有异味 1 月余"就诊。诉胃脘胀痛,痛连两胁,口干口苦,口有异味,纳呆恶心,夜寐不香,偶有反酸,嗳气,小便黄,大便干,舌质红苔黄,脉弦数。患慢性胃炎十余年,电子胃镜示:十二指肠球部溃疡。Hp(+++)。辨证为肝胃湿热,胃气上逆。

治法:清热利湿,理气和胃。方选泻心汤加减。

处方:黄连 6g,黄芩 12g,大黄 10g(后下),丹皮 6g,苍术 12g,厚朴 10g,蒲公英 15g,竹茹 12g,陈皮 6g,炒山楂 15g,炒麦芽 15g。

二诊:药后口干口苦症状好转,胃脘胀痛减轻,反酸间作,上方加用煅瓦楞子 30g(先煎),海螵蛸 30g(先煎)制酸。5 剂,水煎服,每日 1 剂。

按:患者平时若出现口有异味,胃脘胀痛,大便时干时溏,首先要考虑有无 Hp 感染。该患者 Hp 阳性,伴有十二指肠溃疡,首先要抗 Hp 治疗。Hp 感染以中医肝胃湿热、脾胃湿热证型最为多见。Hp 易在湿热环境中存活,可认为该菌是一种湿热之邪,该菌的存在可使溃疡、糜烂黏膜不易愈合,中药黄连、黄芩、大黄、蒲公英等苦寒药可清热祛湿,中药药理实验证实其能够抑杀 Hp。如孙老自行研制的清幽除满汤即含有多种清热祛湿药,对于胃脘痞满、口干口苦、口有异味之 Hp 感染性胃炎具有较好疗效。

对于肝胃郁热型胃脘痛者,可鼓励患者多饮水,喝荷叶粥,但不宜饮甜饮料,忌食辛辣燥热之品。严禁饮酒,避免精神刺激,保持心情舒畅,以使肝气条达。

【病案十二】

殷某,女,58 岁。

胃痛隐隐,面色潮红,口渴引饮,烦躁不安,舌红少苔,脉细弦,胃镜提示萎缩性胃炎,此乃胃阴不足,气机不畅。

治法:养阴益胃。

处方:生地 12g,沙参 10g,玉竹 10g,竹叶 10g,生石膏 15g(先煎),知母6g,生地榆 10g,乌贼骨 30g(先煎),白及 10g,香橼 10g,佛手 10g,法半夏10g。7 剂,水煎服,每日 1 剂。

按:方中生地、沙参、玉竹甘润养阴益胃,竹叶、生石膏甘寒清胃泄热,法半夏祛湿化痰,开结行气,香橼、佛手和胃理气降逆而不伤阴,乌贼骨、白及增强和胃制酸功能。烦躁不安甚者加菖蒲 10g、合欢皮 10g 以宁心悦志、解郁安神。

二诊:药后平稳,胃痛稍轻,该患者家务繁忙,饮食不慎,日积月累,病久必虚,阴液不足,暂拟本方继服,缓图效机,当必有济,勿燥为宜。上方 7 剂,水煎服,每日 1 剂。

三诊:上方连进半月,胃痛明显减轻,口渴引饮消失,有时稍感心烦易躁,舌苔薄白,质红,脉细弦。继进上方,巩固疗效,7 剂,水煎服,每日 1 剂。

上药连服 3 个月,随症加减后效果很好,患者精神转振,纳食正常,胃痛消失,嘱间日服一剂中药以善其后。

【病案十三】

马某,男,38 岁。

原有胃痛病史,今晨突感胃脘疼痛较甚,牵连右胁疼痛,约一刻钟后痛势缓解,口干口苦,头晕头痛,纳谷欠佳,小便稍黄,大便自调,舌苔黄厚腻,质偏红,舌边有齿痕,脉弦滑。辨证属肝郁气滞,络脉痹阻。

治法:疏肝解郁,理气止痛。

处方:炒柴胡 5g,赤芍 10g,白芍 10g,煨金铃子 10g,延胡索 6g,丹皮 6g,青皮 6g,陈皮 6g,决明子 12g,生麦芽 30g,炒枳壳 6g。5 剂,水煎服,每日 1 剂。

按:决明子甘苦微寒,清肝明目,散风清热;生麦芽和中健胃,消食除满。

【病案十四】

王某,女,28 岁。

胃脘及右胁胀痛年余,牵连背部不适,不泛酸,口干且有秽气,食欲不振,四肢乏力,手足心热,小便黄,大便自调,脉细弦,苔中见剥,质偏红,超声探测示胆囊壁毛糙。辨证属肝阴不足,肝胃不和。

治法:滋阴柔肝,理气和胃。

处方:生地 12g,北沙参 12g,枸杞子 12g,麦冬 10g,煨金铃子 10g,炒白芍 12g,郁金 10g,金钱草 30g,炒黄芩 10g,佩兰 10g,鸡内金 10g。4 剂,水煎服,每日 1 剂。

嘱:建议行胃镜检查,以进一步明确诊断。

按:阴虚胃失和降,拟以一贯煎加减调治。

二诊:药后右胁胀痛减轻,胃脘痞满疼痛,不泛酸,手足心热,午后烘热,口干口苦,头晕肢倦,小便黄,查肝功能正常,脉细弦,舌苔少,舌尖红。辨证同前。

治法:滋阴柔肝,理气和胃。

处方:生地 12g,枸杞子 12g,菊花 12g,麦冬 10g,夏枯草 12g,炒白芍 15g,煨金铃子 10g,延胡索 10g,甘草 3g,青皮 6g,生麦芽 30g,炒黄芩 6g。5 剂,水煎服,每日 1 剂。

第三节　呃　逆

呃逆是以胃气上逆动膈,喉间呃呃连声,声短而频,令人不能自制为主症的病证。多由饮食不当、情志不遂、正气亏虚,导致胃失和降、气逆动膈而致。本病病情轻重和预后差别极大。单纯性呃逆,偶尔发作,大都轻浅,预后良好;若出现在急、慢性疾病过程中,病情较重;重病后期,正气大亏,呃声低微,呃逆不止,气不得续,饮食不进,脉细沉伏者,多属胃气将绝、元气欲脱之危候。

孙老治疗此病常用丁香柿蒂汤主之,甚者加入重镇之品,如代赭石、瓦楞子等疗效显著。对少数疗效不明显的患者,在注重降胃气药物的同时加入升提脾气之品,如升麻、柴胡、枳壳、桔梗等效果往往转佳,因脾主升、胃主降、升降相因,脾气不升亦能引起胃气不降。

【病案一】

朱某,男,62岁。

呃声沉缓有力,遇寒愈甚,得热则减。胸膈胃脘满闷,喜热饮、口不渴,纳呆,舌苔薄白质淡,脉迟缓,此乃过食生冷、寒邪阻遏气机上逆之咎。

治法:温中降逆止呃。方用丁香柿蒂汤。

处方:丁香3g,柿蒂15g,姜半夏12g,陈皮6g,党参15g,干姜3g,升麻6g,柴胡12g,刀豆壳12g,枳壳15g,浙贝母30g,桔梗10g。5剂,水煎服,每日1剂。

二诊:药后症情好转,呃逆较前减轻,胸闷亦轻,食欲稍振,继用上方巩固疗效。7剂,水煎服,每日1剂。

三诊:药后诸恙悉除,呃逆渐平,胃脘满闷消失,食欲转振,二便自调,舌苔薄白质淡,脉缓,继用上方巩固疗效,5剂,水煎服,每日1剂。

另嘱患者忌食生冷油腻之品,避风寒、慎起居、悦情志,嘱服香砂六君子丸6g,每日3次,以善其后。

【病案二】

张某,女,62岁。

呃逆频作,夜间呃逆稍重,不能入寐,咳嗽胸闷,气短纳呆,大便溏薄,小便自调,舌苔薄白,舌质淡,脉细滑。辨证属肺气亏虚,胃失和降。

治法:补肺健脾,降逆止呃。

处方:丁香3g,柿蒂15g,太子参15g,干姜6g,浙贝母30g,姜半夏12g,代赭石15g(先煎),旋覆花12g(包煎),川贝3g,炒苏子3g,车前子12g(包煎)。5剂,水煎服,每日1剂。

二诊:药后咳逆已平,诸恙皆轻,唯感腰部酸痛,小便频急,大便自调,舌苔少,舌质红,脉细滑。辨证属肺肾同病,气阴两虚。

治法:兼顾调之。

处方:太子参20g,五味子6g,天冬10g,麦冬10g,肉苁蓉12g,海浮石10g,山药20g,南沙参6g,北沙参6g,浙贝母15g,车前子12g,石韦6g,炙甘草6g。5剂,水煎服,每日1剂。

三诊:药后腰部酸痛明显减轻,胸闷气短已愈,纳谷尚可,二便自调,舌苔薄白,舌质淡红,脉细滑。效不更方,上方继服。5剂,水煎服,每日1剂。

第四节 呕 吐

呕吐是指胃气上逆,迫使胃中之物从口中吐出的病证。一般以有物有声谓之呕,有物无声谓之吐,无物有声谓之干呕,合称呕吐。本病病因多端,外感六淫、内伤饮食、情志不调、禀赋不足均可影响于胃,使胃失和降,胃气上逆,发生呕吐。

【病案一】

张某,女,52岁。

半月来因情志刺激胸闷气憋,胃中泛泛欲呕,呕吐物为饮食及黏涎。胃脘痞满,食欲不振,二便自调,舌苔白厚,质淡红,脉濡缓。西医诊为急性胃炎。证属肝气郁结,肝气犯胃,气机不畅之咎。

治法:疏肝理气、和胃降逆。方用半夏厚朴汤加味主之。

处方:姜半夏 12g,川朴花 10g,茯苓 10g,苏叶 6g,干姜 2g,浙贝母 20g,黄芩 10g,生姜 6g,伏龙肝为引。7 剂,水煎服,每日 1 剂。

按:半夏厚朴汤是行气开郁、和胃降逆之剂。方中苏叶行气开郁,半夏、厚朴、茯苓、生姜降逆止呕,半夏、干姜辛开散痞以和阴,黄芩苦降泄热以和阳,半夏、黄芩、干姜消痞降逆止呕。伏龙肝温中止呕效佳。

二诊:药后呕吐已止,痞满胸闷减轻,食欲转振,二便自调,舌苔薄白,质淡红,脉濡,继用上方巩固疗效,7 剂,水煎服,每日 1 剂。嘱其怡情悦性,安心静养,注意饮食调摄。

三诊:患者精神转振,纳食正常,二便自调,舌苔薄白质淡,脉缓,上方去苏叶加合欢皮 6g,(呕吐以愈,中的即止)去伏龙肝,7 剂,以善其后。

【病案二】

吴某,男,56 岁。

患者 3 个月来呕吐反复发作,有时干呕,有时呕吐胃内容物,胃脘痞满饱胀,饥不欲食,食后胀甚,干呕甚,口干咽燥,二便自调,舌红少苔中乏津,脉细数。胃镜提示:慢性非萎缩性胃炎伴糜烂。此乃胃阴不足,胃失濡润,升降失调。

治法:滋阴养胃,降逆止呕。方用沙参麦冬汤加减主之。

处方:沙参 12g,麦冬 12g,粳米 10g,甘草 3g,清半夏 12g,黄连 6g,竹茹 10g,代赭石 15g(先煎),大枣 3g,佛手 6g。7 剂,水煎服,每日 1 剂。

按:本例为胃阴不足导致的气机不畅之证。方中沙参益气生津,麦冬清火养阴,清半夏降逆止呕、辛开散痞以和阴,黄连泻胸中之热,配半夏有止呕之功。黄连苦降泄热以和阳;黄连与清半夏两药配伍苦辛并进,以顺其升降。粳米、大枣益气生津,竹茹化痰行气,代赭石重镇、降逆、止呕。以上诸药合用共奏滋阴养胃、降逆止呕之效。

二诊:药后胃脘痞满饱胀减轻,恶心呕吐渐平,纳谷尚可,二便自调,舌苔薄白,质偏红,脉沉细,药获效机,继用上方巩固疗效。7剂,水煎服,每日1剂。

【病案三】

张某,女,23岁。

患者食入呕吐反复发作两载,加重一月。每因劳累或情志刺激则反复发作,进食后上腹部满闷饱胀,饮食难下,食入即吐,吐后感舒,呕反不渴,形体消瘦,肢倦乏力,手足欠温,二便自调,舌苔薄白,根厚腻,质紫,脉沉细。胃镜提示:①慢性浅表性胃炎;②贲门失弛缓症。此乃脾胃虚寒,不能腐熟水谷,宿食不化,气血瘀阻之咎。

治法:温中散寒,降逆止呕,活血化瘀。方选《金匮要略》小半夏汤加味。

处方:姜半夏12g,生姜12g,黄连3g,吴茱萸1g,浙贝母12g,丹参12g,砂仁3g(后下),伏龙肝30g为引。5剂,水煎服。每日1剂。

二诊:患者药后诸恙悉除,恶心呕吐已止,食欲稍振,脘胀大减,舌苔白,根厚腻渐化,质紫,脉沉细,上方继服,巩固疗效。5剂,水煎服。每日1剂。

另嘱患者忌食生冷油腻,注意饮食调摄,以利康复。

按:《金匮要略》:"诸呕吐,谷不得下者,小半夏汤主之。"方中姜半夏降逆止呕,砂仁、生姜温胃散寒止呕,黄连苦寒,泻火降逆止呕,少佐吴茱萸辛温开郁散结,下气降逆,浙贝母、丹参化痰开郁,活血通络。

第五节　泄　泻

泄泻是以排便次数增多,粪质稀溏或完谷不化,甚至泻出如水样为主症的病证。大便溏薄,时作时止,病势较缓为泄;大便直下,如水倾注,清稀势急为泻,但临床难以截然分开,故合而论之。本病多因感受外邪,饮食所伤,情志不调,禀赋不足,及久病脏腑虚弱,以致脾虚湿盛,脾胃运化功能失调,肠道分清泌浊和传导功能失司而发。西医学中的急性肠炎、腹泻型肠易激综合征、功能性腹泻、吸收不良综合征、慢性胰腺炎等，以腹泻为主要表现者，均可参照本节辨证施法。其他疾病伴泄泻者，除治疗原发病外，在辨治上亦可与本节联系互参。

【病案一】

孟某，男，60 岁。

大便稀薄已历十余载，久治未愈，每于黎明之前脐腹作痛，肠鸣即泻，泻后则安，大便稀薄夹带黏液，日行数次，形寒肢冷，腰膝酸软，舌苔薄白质淡，脉沉细。肠镜提示：慢性结肠炎。此乃脾肾阳虚、健运失职。

治法：温补脾肾，固涩止泻。方用理中汤合四神丸复方化裁。

处方（颗粒剂）：补骨脂 6g，吴茱萸 1g，肉豆蔻 3g，五味子 3g，炮附子 2g，肉桂 1g，炒白术 12g，干姜 2g，拳参 6g，山药 10g，茯苓 10g，诃子 6g，车前子 8g，炒薏仁 10g。7 剂，水冲服，早晚各 1 袋。

按：如腹痛者上方加乌药 3g，腹胀甚加川朴花 3g。

二诊：药后大便次数明显减少，日行 1~2 次，腹痛肠鸣均减，纳谷尚可，小便自调，舌苔薄白质淡，脉沉细。继用上方巩固疗效。

【病案二】

夏某，男，31 岁。

患者近半年来，每于黎明前脐腹作痛，痛即欲泄，完谷不化，形寒肢冷，喜暖喜按，喜食热物，腰酸肢软，小便正常，舌苔薄白，质淡，脉沉细。此乃命门火衰，脾失温煦之咎。

治法：温肾健脾，渗湿止泻。方用四神丸加味。

方剂：补骨脂 15g，肉豆蔻 10g，吴茱萸 2g，五味子 6g，茯苓 15g，山药 15g，晚蚕沙 12g（包煎），炮附子 5g（先煎）。7 剂，水煎服，每日 1 剂。

按：本例为脾肾阳虚导致的泄泻。方中补骨脂补命门之火；吴茱萸温中散寒；肉豆蔻行气消食，暖胃涩肠；五味子益气敛阴，固肠止泻；炮附子大补下焦元阳，使火旺土强，益火之源、温运脾阳，山药补脾阴而摄精微，诸药合用,达到温肾健脾,渗湿止泻之功效。

【病案三】

方某,女,78 岁。

罹患慢性结肠炎近二十载。刻下:大便常年稀薄不成形,每于清晨黎明前腹痛隐隐,肠鸣即泻,泻后痛止,大便日行 3~4 次,稀薄便夹带白色黏液。腹部畏寒,脘腹胀满,食后尤甚,下肢觉冷,夜寐不实,舌苔薄白,质淡嫩,脉沉细,证属脾肾阳虚,健运失职。

治法:温肾健脾助运。方用四神丸、附子理中汤复方化裁主之。

处方(颗粒剂):补骨脂 6g,吴茱萸 1g,肉豆蔻 3g,炮附子 2g,肉桂 1g,炒白术 8g,茯苓 6g,车前子 6g,五味子 3g,诃子 6g,甘草 1g。7 剂,水冲服,早晚各 1 袋。

按:方中补骨脂、吴茱萸补命门之火,肉豆蔻、五味子、诃子补脾助运,敛肠止泻。

二诊:药后大便黏液消失,日行一两次,食欲转振,小便自调。舌苔薄白,质淡,脉沉细,上方继服巩固疗效。

【病案四】

孟某,男,50 岁。

大便清稀如水样,腹痛肠鸣,喜暖喜按,脘闷纳呆,苔白腻质淡,脉濡缓,证属寒湿之邪,侵犯脾胃,健运失职。西医诊断为急性肠炎、胃肠功能紊乱。

治法:芳香化湿,健脾助运。方选不换金正气散化裁。

处方(颗粒剂):藿香 6g,姜半夏 6g,苍术 6g,白术 6g,川朴花 3g,陈皮 6g,茯苓 6g,炒薏仁 15g,车前子 10g,晚蚕沙 6g,生姜 2g。7 剂,水冲服,早晚各 1 袋。

按:方中藿香辛温散寒,芳香化浊;姜半夏、陈皮理气化痰,温中止呕;苍术、白术、川朴花健脾化湿除满;炒薏仁、车前子、晚蚕沙健脾利湿止泻;诸药调和使风寒外解,脾胃功能得到恢复,而泄泻自止。

【病案五】

张某,男,62 岁。

近年来大便时溏时泻,水谷不化,每因愤怒随即发生腹泻。刻下:大便稀薄,日行三四次,神疲乏力,纳谷少思,食后脘闷不舒,夜寐欠佳,舌苔薄白,质淡红,脉沉缓,此乃肝气郁结、肝木乘脾、健运失职。

治法:抑肝扶脾助运。方用痛泻要方加味主之。

处方:炒白术 15g,炒白芍 12g,陈皮 6g,防风 10g,茯苓 12g,炒扁豆 10g,山药 15g,炒薏仁 30g,车前子 10g(包煎)。7 剂,水煎服,每日 1 剂。

二诊:药后症情好转,大便次数减少,日行一两次,腹胀消失,夜寐亦安,舌苔薄白,质淡红,脉沉缓。效不更方,上方继服。7 剂,水煎服,每日 1 剂。另嘱患者怡情悦性,避免情志刺激,以防疾病复发。

【病案六】

顾某,女,42 岁。

近 2 个月来食欲不振,形体偏瘦,四肢乏力,查肝功能正常,夜寐梦多,大便有时溏薄,小便自调,舌苔薄白,质淡红,脉沉细。辨证属脾胃之阳不足,健运失职。

治法:健脾助运。

处方:太子参 12g,炒白术 10g,云苓 12g,陈皮 10g,甘草 3g,淡干姜 3g,合欢皮 12g,广木香 5g,焦三仙各 12g,鸡内金 6g。4 剂,水煎服,每日 1 剂。

按:脉证合参,本例脾虚而脾阳不足之征较明显,淡干姜散温脾胃之阳,鸡内金健脾胃、助消化。

【病案七】

朱某,男,42 岁。

患者来自南方,来徐州工作后水土不服,3 个月来每食面食后胃中嘈杂不适,时泛酸水,食欲不振,大便溏薄,日行 3~4 次,每次食后腹痛肠鸣、痛即欲泻,舌苔白厚腻,质衬紫,脉濡缓。

治法：健脾和胃，化湿助运。方用不换金正气散化裁。

处方：党参 12g，茯苓 12g，炒白术 15g，藿香 10g，姜半夏 12g，徐长卿 10g，乌梅炭 5g，炒白芍 12g，苍术 12g，乌贼骨 30g（先煎），砂仁 4g（后下），陈皮 6g，车前子 10g（包煎），生姜 5g。7 剂，水煎服，每日 1 剂。

二诊：药后胃中嘈杂消失，酸水减少，大便日行 2~3 次，小便自调，舌苔白厚腻渐化，质衬紫，脉濡。

上方改用颗粒剂加晚蚕沙 6g 冲服。

后续用原方增损之，巩固疗效，半月后治愈。

按：孙老 1980 年跟朱老进修时，朱老常用徐长卿配乌梅治疗水土不服引起的泄泻，疗效显著。

【病案八】

周某，女，56 岁。

此患大便稀薄载余。患者近年来，每因嗜食生冷，饮食不慎，黎明之前即腹痛肠鸣，大便稀薄，日行 3~4 次，身疲乏力，食欲不振，畏寒怕冷，小便自调，舌苔薄白，根厚腻，舌质淡红，脉沉细。肠镜未见异常。胃镜提示：慢性浅表性胃炎。辨证属脾肾阳虚，传导失司，纳运失权。

治法：温补命门，兼补脾阳，敛肠止泻。

处方：补骨脂 12g，吴茱萸 1g，肉豆蔻 6g，五味子 10g，车前子 12g（包煎），炒白术 15g，扁豆花 10g，诃子 10g，党参 12g，茯苓 12g，炮附子 3g（先煎），砂仁 3g（后下）。5 剂，水煎服，每日 1 剂。

二诊：药后病情明显好转，腹痛肠鸣大减，大便溏薄，日行两次，小便自调，舌苔薄白，舌质淡红，脉沉细，上方加晚蚕沙 12g（包煎），台乌药 6g。5 剂，水煎服，每日 1 剂。

三诊：腹痛消失，肠鸣减轻，大便已成形，日行 1~2 次，小便自调，畏寒怕冷已除，舌苔薄白，舌质淡红，脉沉细，上方继进，巩固疗效。

【病案九】

赵某，男，40 岁。

平素因愤怒易引起腹痛、泄泻,有时大便干稀不准,排便不爽,胸胁痞闷,嗳气纳呆,舌苔薄白,舌质淡红,脉弦细。西医诊断为肠易激综合征。中医辨证属肝气郁结,脾失健运。

治法:抑肝扶脾,健脾助运。方用痛泻要方加味主之。

处方:陈皮6g,炒白术20g,防风6g,炒白芍15g,车前子15g(包煎),晚蚕沙15g(包煎),拳参12g,山药30g,炒扁豆花12g,川朴花6g,砂仁3g(后下)。5剂,水煎服,每日1剂。

二诊:药后病情好转,胸胁痞闷减轻,食欲转振,大便溏薄,日行1~2次,小便自调,舌苔薄白,质淡红,脉弦细,上方继进,巩固疗效。5剂,水煎服,每日1剂。

【病案十】

葛某,男,29岁。

半月前因受凉出现腹泻,服土霉素后症平,嗣后,腹部饱胀,午后尤甚,纳谷不馨,四肢乏力,夜寐不佳,口中有秽味,小便黄,舌苔薄白,质淡,脉细弦。辨证属脾胃虚弱,湿浊内蕴,健运失职,经云"胃不和,则卧不安"。

治法:健脾助运。

处方:姜半夏10g,北秫米15g,云苓12g,鸡内金10g,生麦芽15g,合欢皮15g,煨木香3g,徐长卿12g,青皮6g,陈皮6g,夜交藤20g。4剂,水煎服,每日1剂。

【病案十一】

张某,女,64岁。

大便稀薄间作十载,近月来每于清晨腹痛,痛即欲泻,大便无黏液、脓血,日行四五次,脘腹饱胀,食后肠鸣腹痛,喜暖喜按,纳谷少思,夜寐欠佳,小便自调,舌苔薄白质淡,脉沉细,此乃脾肾阳虚,纳运无权所致。方用四神丸加味主之。

治法:温肾健脾,和中助运。

处方:补骨脂 12g,吴茱萸 1g,肉豆蔻 6g,炮附子 6g(先煎),肉桂 1g,炒白术 15g,茯苓 15g,车前子 6g(包煎),五味子 3g,诃子 15g,炒小茴 6g,台乌药 6g。7 剂,水煎服,每日 1 剂。

二诊:症情明显好转,大便溏薄,日行一两次,小便自调,纳谷尚可,夜寐亦安,舌苔薄白,质淡红,脉沉细,继用上方巩固疗效。7 剂,水煎服,每日 1 剂。

第六节 便 秘

便秘是指大便排便周期延长;或周期不长,但粪质干结,排便艰难;或粪质不硬,虽有便意,但便出不畅的病证。便秘常因感受外邪、饮食不节、情志失调、年老体虚等引起大肠传导失司所致。

【病案一】

盛某,男,69 岁,2021 年 1 月 21 日初诊。

大便不爽 3 年余。患病 3 年来大便不爽,大都是干结便,但排便也不一定干硬,虽有便意而临厕努挣乏力,难以排出,挣则汗出,便后疲惫,面色苍白,肢倦懒言,腰酸背冷,舌苔薄白,质淡嫩,脉沉细无力。曾在我院做排粪造影检查提示:直肠前突。肠镜检查未发现异常。病机:肺脾气虚,肾阳亏虚,运化失职,大肠传导无力。

治法:益气养血,润肠通便。方剂:当归补血汤加味。

处方:生黄芪 30g,当归 30g,川牛膝 15g,肉苁蓉 15g,泽泻 6g,升麻 3g,枳壳 6g,生白术 30g。7 剂,水煎服,每日 1 剂。

按:方中生黄芪峻补肺脾之元气,当归养血,两药配伍以增强养血益气,活血润肠之功,川牛膝强腰肾,善于下行,肉苁蓉温补肾阳,润肠通便效佳,升麻为阳明引经药,宣肺气,又有清热解毒之功,与当归、肉苁蓉三药同用可起通大便燥结之效,以上诸药配伍效佳。另嘱患者平素多食青菜、水果,多饮水,多做提肛运动,并养成定时排便习惯,以利身体康复。

二诊:药后症情明显好转,大便较前稍顺畅,不用努挣乏力即能排出大便。腰背冷痛明显减轻,纳可,小便自调,舌苔薄白,质淡红,脉沉细,药获效机,继用上方加生白术 30g、槟榔 10g、火麻仁 30g,以增强运脾理气,润肠通便下行之功。15 剂,水煎服,每日 1 剂。

三诊:药后腰酸背冷症状消失,纳谷尚可,大便基本正常,临厕努挣症状消失,面色转润,小便自调,舌苔薄白,质淡红,脉沉细,继用上方巩固疗效。15 剂,水煎服,每日 1 剂。

四诊:患者自诉经用上药治疗后,便秘已愈,每天正常排便,纳可,夜寐亦安,精神转振,面色润泽,小便自调,舌苔薄白,质淡红,脉沉细。予中成药四磨汤口服液以善其后。

【病案二】

章某,女,76 岁,2018 年 3 月 19 日初诊。

大便干结间作五载。患者 5 年来大便多是干结难解。近来加重,大便干结,形如羊屎,数日一行,靠服泻药或用开塞露排便,形体消瘦,口干舌燥,心急易怒,头晕耳鸣,心悸怔忡,舌红少苔,脉细数。病机属肝气郁结,脾肾阴虚,久则伤气耗液,阴血不足,不能下润肠道,以致传导失司。

治法:疏肝益肾,滋补运脾,润燥通便。一贯煎加减主之。

处方:生地 12g,麦冬 10g,沙参 10g,当归 20g,玄参 10g,生白术 40g,杏仁 12g,生白芍 15g,火麻仁 40g。7 剂,水煎服,每日 1 剂。

按:方中生地、麦冬、沙参益肾滋阴,增液润燥,生白术运脾通便,火麻仁、杏仁、生白芍三药配伍,滋补润肠通便则脏气通,津液行,便秘可愈,当归养血润便。诸药配伍,泻而不峻,润而不腻,效佳。

二诊:药后口干舌燥、头晕耳鸣明显减轻,心悸怔忡亦减,纳谷尚可,小便自调,舌红少苔,脉沉细,药获效机。继用上方加味巩固疗效,上方加瓜蒌仁 30g、炒莱菔子 30g、菖蒲 10g。10 剂,水煎服,每日 1 剂。

嘱患者怡情悦性,注意饮食调摄,多食青菜、水果,养成定时排便习惯,平素多饮水,适当运动以利身体康复。

三诊：药后食欲转振，食量亦增，耳鸣、头晕已愈，夜寐亦安，口干舌燥减轻，已不使用开塞露，也不再服泻药，可自行排便，小便自调，舌苔薄白，质稍红，脉沉细。药获效机，继用上药巩固疗效。10剂，水煎服，每日1剂。

四诊：诸恙均减，精神转振，头晕耳鸣已愈，便秘已除，随访迄今未再发作。嘱予六味地黄丸口服，以善其后。

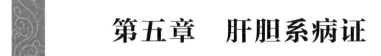

第五章 肝胆系病证

第一节 黄 疸

黄疸是各种原因引起的以白睛、全身皮肤黄染,小便黄为主症的一种病证,其中白睛黄染尤为本病的重要特征。本病的病因与外感湿热疫毒、内伤饮食、劳倦及病后有关;病机为湿邪困遏脾胃,壅塞肝胆,疏泄失常,胆汁泛溢。

【病案一】

宋某,女,16岁。

身目发黄1周。患者1周来口干欲饮,食欲不振,神疲乏力,面目发黄,两胁疼痛,大便灰白秘结,小便黄赤,舌苔黄厚腻,质红,脉弦数,查肝功异常,黄疸指数、转氨酶明显增高,西医诊为急性黄疸型肝炎。此乃患者嗜食肥甘,湿浊内生,郁而化热,肝胆湿热阻塞胆液,使其不循常道,泛溢肌肤所致。

治法:清肝利胆,清热利湿,通腑除黄。方选清肝饮增损之。

处方:茵陈30g,龙胆草10g,丹皮12g,炒栀子6g,败酱草15g,垂盆草30g,生大黄15g(后下),枳实12g,郁金12g,生麦芽30g。7剂,水煎服,每日1剂。

按:方中茵陈、龙胆草为清热化湿、解毒退黄的要药,丹皮、栀子、大黄清热解毒通腑,垂盆草、败酱草、枳实、郁金疏肝开郁、清热化湿,生麦芽疏理肝气、调和脾胃。

二诊:患者药后症情明显好转,巩膜黄染渐退,面色转润,两胁疼痛减轻,食欲稍振,小便稍黄,大便自调,舌苔白厚,质红,脉弦数,上方加银花15g、金钱草30g,以增强清热利湿退黄之功效。7剂,水煎服,每日1剂。

三诊:面目已不发黄,精神转振,口干口渴明显减轻,纳谷正常,二便自调,舌苔薄白,质淡红,脉弦细。上方加神曲12g,大腹皮12g,增强健脾和胃,消食和中之功。7剂,水煎服,每日1剂。

四诊:患者诸恙悉除,复查肝功均正常。嘱患者注意饮食调摄,劳逸适度,怡情悦性。嘱继用上方,7剂,水煎服(间日一剂),以善其后。

随访两个月,多次化验肝功正常。

【病案二】

程某,女,24岁。

身目俱黄,口干口渴,两胁隐痛,神疲乏力,纳呆,小便黄赤,大便灰白秘结,舌苔黄厚腻,舌质红,脉弦数,查肝功异常,黄疸指数偏高,谷丙转氨酶(GPT)偏高。此乃肝胆湿热,疏泄失常之咎。

治法:清肝利胆。方选清肝饮化裁主之。

处方:茵陈30g,龙胆草6g,丹皮12g,炒栀子6g,败酱草15g,生大黄5g(后下),枳实10g,郁金10g,垂盆草20g。5剂,水煎服,每日1剂。

按:肝胆湿热,胆汁外溢肌肤,热为阳邪,故皮肤、巩膜黄染,黄色鲜明;湿热之邪方盛,耗伤津液,故口干口渴;阳明热盛,腑气不通则便秘,大便灰白,宜清热利湿、通腑除黄为法。

二诊:药后病情明显好转,巩膜黄染渐退,两胁疼痛减轻,纳谷尚可,小便稍黄,大便自调,舌苔白厚,舌质红,脉弦数,上方继进,巩固疗效,加银花15g,5剂,水煎服。

三诊:身目已不发黄,口干口渴明显减轻,食欲不振好转,二便自调,舌苔薄白,舌质淡红,脉弦细,上方继进。去生大黄,加生麦芽30g、大腹皮12g,5剂,水煎服。

四诊：患者病恙悉除，复查肝功正常，精神转振，二便自调，舌苔薄白，舌质淡红，脉弦细。上方继进，5剂，水煎服。

【病案三】

刘某，男，27岁。

胆囊炎三月余，查肝功GPT、胆红素稍高，巩膜黄染，头晕目眩，心悸，神疲乏力，纳谷欠佳，右胁隐痛，舌苔白厚腻，舌质偏红，脉弦缓。辨证属肝胆郁滞，脾气失健。

治法：疏肝利胆，调脾健中。

处方：茵陈30g，金钱草20g，软柴胡5g，蒲公英20g，白花蛇舌草30g，石韦15g，赤芍10g，白芍10g，郁金10g，生麦芽20g，豨莶草15g。7剂，水煎服，每日1剂。

按：豨莶草有活血舒筋、利湿退黄之功，对黄疸型肝炎及胆囊炎见黄疸者有效。此患者胆红素高，巩膜黄染，故加入此药。

二诊：药后病情明显好转，巩膜黄染消失，右胁疼痛大减，精神转振，纳谷尚可，二便自调，舌苔白厚腻已化，舌质红，脉弦缓。效不更方，予上方7剂，水煎服，每日1剂，巩固疗效。

【病案四】

史某，女，60天。

患儿母亲代述，患儿于出生后1周余开始皮肤及巩膜发黄，吮乳正常，大便如白药膏色，小便黄甚。体格检查：心肺(-)，腹部平软。化验肝功异常，GPT 630U/L，黄疸指数98U，ALP 288U/L，西医诊为不全性阻塞性黄疸。舌苔黄厚腻，质红，脉细数。证属肝胆湿热，胆汁不循常道，熏蒸肌肤，下流膀胱所致。

治法：清热利胆，排毒退黄。方选清肝饮化裁。

处方：金钱草6g，胆草3g，茵陈10g，田基黄6g，牡丹皮6g，炒栀子6g，金银花6g，败酱草6g，黄芩6g，陈皮3g。5剂，水煎服，每日1袋(代煎)。嘱每日服用中药四次,1袋分四次服用,两日服一剂中药。

　　二诊:服用中药10天后,患儿症状明显好转,面目黄染渐退,吮乳正常,大便转灰白色,小便黄。嘱效不更方,上方加大黄2g,鸡内金6g,郁金3g。7剂,水煎服(代煎),每日1袋,分四次服用。

　　三诊:药后全身皮肤黄染已退,两目睛稍黄,小便稍黄,大便已为正常颜色。嘱上方加车前草6g以渗利湿邪,使湿热分消,从二便而除。7剂,水煎服(代煎),每日1袋,分四次服用。

　　四诊:患儿服用中药后,精神转振,全身黄染渐消,面目已不黄,吮乳正常,大便已转为正常,小便稍黄,嘱继用上方,巩固疗效。7剂,水煎服,每日1袋(代煎)。

　　五诊:患儿服用中药后诸恙悉除,面目黄疸全部退去,二便自调,复查肝功,各项指标正常,继用上方巩固之。10剂,水煎服,每日1袋(代煎)。

第二节　胁　　痛

　　胁痛是以一侧或两侧胁肋部疼痛为主要表现的病证。胁,指侧胸部,为腋部以下至第十二肋骨部尽处的总称。本病主要由于情志不遂、饮食不节、跌仆损伤、久病体虚等导致肝气郁结,气滞、湿热、瘀血阻滞厥阴、少阳两经,或肝阴不足,络脉失养而发。西医学中的急、慢性肝炎,急、慢性胆囊炎,胆结石,肝内胆管、肝以及胆囊肿瘤,胆道蛔虫,肋间神经炎等,凡以胁痛为主要表现者,均可参照本节辨证论治。

【病案一】

蔡某,男,42岁。

　　患者右胁隐痛,牵连右侧肩背亦痛,口干口苦,胸闷纳呆,恶心,胃中泛泛欲呕,目赤尿黄,大便不爽,舌苔黄腻质红,脉弦数。彩超提示:胆囊壁毛糙。查肝功能提示:胆红素偏高,余正常。此乃肝胆湿热,疏泄失常之咎。

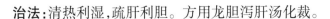

治法:清热利湿,疏肝利胆。方用龙胆泻肝汤化裁。

处方:龙胆草 6g,炒栀子 6g,黄芩 12g,柴胡 10g,金钱草 30g,川楝子 10g,延胡索 10g,茵陈 30g,生大黄 6g(后下),郁金 10g,炒白芍 15g,甘草 3g。7 剂,水煎服,每日 1 剂。

【病案二】

李某,女,40 岁。

两胁疼痛,右胁痛甚,走窜不定,疼痛因情志变动而增减,嗳气频作,心烦易躁,纳食减少,舌苔薄而质淡红,脉弦。B 超提示:胆囊炎。

此乃肝气郁结,气滞络痹之咎。肝气失于条达,阻于胁络,故胁痛,气属无形,时聚时散,故疼痛走窜不定,肝气横逆,常易侵犯脾胃,故纳食减少,嗳气频作。脉弦乃肝郁之象。

治法:疏肝利胆,理气通络。

处方:柴胡 12g,炒白芍 15g,枳壳 10g,青皮 6g,香附 6g,丹皮 10g,炒栀子 6g,黄芩 12g,白芥子 3g。7 剂,水煎服,每日 1 剂。

按:方中柴胡疏肝,香附、枳壳理气,丹皮、炒栀子清肝调气。少加青皮、白芥子以增强理气通络之功,并嘱患者怡情悦性,畅达气机以利康复。

【病案三】

张某,女,65 岁。

患者右胁疼痛,痛处不移,夜间痛甚,口干口苦,时欲太息,纳呆脘胀,大便不爽,数日一行,靠服泻药排便,小便稍黄,舌苔薄白腻,质紫气,脉沉涩。彩超提示:①多发性胆囊结石;②胆囊炎。

此乃肝郁日久,肝胆湿热,气血郁阻,炼液为石,治以清肝利胆,通腑泻热,活血化瘀为法,方选《景岳全书》化肝煎加味。

方剂:丹皮 12g,炒栀子 10g,赤芍 15g,青皮 6g,陈皮 6g,牡蛎 30g,柴胡 10g,金钱草 30g,海金沙 15g,鸡内金 12g,郁金 12g,生大黄 6g(后下),浙贝母 30g,瓜蒌仁 30g。7 剂,水煎服,每日 1 剂。

按:方中丹皮、炒栀子,清肝胆之火;青皮、陈皮理气破气;郁金、浙贝母,开郁化痰,消瘀散结;金钱草、海金沙、鸡内金消积化石;生大黄、瓜蒌仁通腑排石。所谓治肝可以安胃,肝气条达,胃不受侮,则胃自安,痛自止。

二诊:患者药后右胁疼痛大减,脘腹胀痛消失,二便自调,舌苔薄白,质紫气,脉沉涩,药已收效,击鼓继进。上方7剂,水煎服,每日1剂。

经过两个月的治疗,右胁疼痛消失,食欲转振,二便自调,嘱患者悦情志,注意饮食调摄,忌食辛辣油腻之物,以善其后。

【病案四】

马某,女,90岁。

原有胆囊炎病史,最近右胁掣痛,连及右肩,时时泛恶,呕吐酸水,头晕头痛,纳谷少思,口干不欲饮,面目浮肿,不耐疲劳,小便稍黄,大便自调,脉细弦,舌质红,苔白,边有齿痕。辨证属肝胆郁热,疏泄失常。

治法:疏肝利胆,和胃泻热。

处方:金钱草30g,绵茵陈20g,柴胡6g,生白芍10g,当归12g,竹茹10g,煨金铃子10g,延胡索10g,竹沥10g,半夏10g,白头翁12g,车前子10g(包煎),甘草3g,广郁金10g。4剂,水煎服,每日1剂。

按:广郁金有理气利胆之力,现在常用茵陈、栀子相配,治肝胆疾患有良效。

【病案五】

夏某,女,18岁。

慢性肝病,由来已久。HBsAg阳性,面色晦暗,脘胁掣痛,胃纳不馨,夜寐欠佳,口干欲饮,腹胀,大便干结,小便黄,脉弦细,舌苔白厚腻,质紫。辨证属肝胆郁热,气滞络痹。

治法:疏肝解郁,泻热和络。

处方:软柴胡3g,黄芩10g,全瓜蒌30g,生麦芽30g,枸杞子12g,土茯苓30g,紫丹参15g,北沙参12g,苦参12g,甘草10g。5剂,水煎服,每日

1 剂。

按:肝气横逆,犯于脾胃,一般来说,犯胃为呕,侮脾为泄。此病机可归纳为:肝胆郁热,气滞络痹。

【病案六】

张某,女,35 岁。

右肋疼痛,恙已半年。右肋疼痛牵连肩背两胁,不厌油腻之物,纳谷不馨,口干欲饮,小便色黄,大便干结,两日一行,舌苔黄厚、微腻,质偏红,脉弦。扪诊:腹部软,肝脾未触及,墨菲征(-)。超声波探查肝区波形,较密微波,短波正常。辨证属肝胆湿热,疏泄失常,气阻络痹。《金匮翼》云:"肝郁胁痛者,悲哀恼怒,郁伤肝气。"

治法:疏肝利胆,清化湿热。

处方:赤芍 10g,白芍 10g,柴胡 10g,煨金铃子 10g,香附 10g,生大麦芽 20g,金钱草 15g,竹沥 10g,半夏 10g,炒竹茹 12g,丹参 15g,薏苡仁 30g,茵陈 30g,栀子 6g。4 剂,水煎服,每日 1 剂。

按:茵陈清泄湿热,竹沥、半夏、炒竹茹化湿清热和中。理气之药过多,恐有耗气伤阴之弊。

【病案七】

马某,女,51 岁。

原有肝炎病史,最近右肋掣痛,时时泛恶,头晕,口干,纳谷少思,小便稍黄,大便自调,脉细弦,舌苔厚,质偏红。辨证属肝胆郁热,疏泄失常。

治法:疏肝利胆,和胃泻热。

处方:金钱草 30g,绵茵陈 20g,炒黄芩 10g,柴胡 6g,生白芍 10g,淡竹茹 10g,煨金铃子 10g,决明子 10g,青皮 6g,陈皮 6g,广郁金 10g,白蒺藜 12g,车前子 10g。4 剂,水煎服,每日 1 剂。

按:青皮、陈皮理气和中;金钱草利水通淋,除湿退黄,解毒消肿;金铃子,苦,泻火,止痛,杀虫。

【病案八】

蔡某,男,44 岁。

原有肝炎病史,经治疗已痊愈。刻下:胁痛两载,项背彻痛,头晕目眩,牙龈渗血,口干口苦,夜寐不佳,纳谷尚可,肝区隐痛。实验室检查:肝功正常,抗 O 试验正常。脉弦细,舌苔薄白,舌质偏红。辨证属肝肾阴虚,筋脉失养。

治法:补肝益肾,养血活络。

处方:枸杞子 12g,菊花 12g,当归 10g,炒白芍 10g,鹿衔草 12g,徐长卿 15g,炙蜂房 10g,鸡血藤 20g,狗脊 12g,络石藤 12g,墨旱莲 15g,葛根 15g。5 剂,水煎服,每日 1 剂。

按:鸡血藤补血活血,舒筋活络;络石藤祛风通络,凉血消痛;葛根升阳发表,解肌透疹,生津止渴。

【病案九】

陆某,女,49 岁。

腹胀胁痛,胸闷纳呆,时欲太息,心烦易怒,头晕目眩,小便稍黄,大便自调,脉细弦,舌苔白厚腻,舌质淡红。辨证属肝郁气滞。

治法:疏肝理气。

处方:软柴胡 6g,生白芍 12g,生麦芽 20g,香附 12g,煨金铃子 6g,延胡索 10g,瓜蒌皮 12g,青皮 10g,陈皮 10g,丹皮 6g,炒黄芩 6g。4 剂,水煎服,每日 1 剂。

按:患者腹胀胁痛,胸闷善太息,乃肝经气郁所致(丹栀逍遥散为宜);肝郁化火,火性炎上,循肝经上引,故出现头晕目眩之症;心烦易怒,脉弦,此为肝火有余之象;此患者纳呆,乃肝木乘土之故,宜清泻肝热,青皮、陈皮、黄芩加入较为恰当。

【病案十】

张某,女,60 岁。

慢性肝炎,近日来右胁不舒,隐痛绵绵,倦怠乏力,头晕目眩,下肢麻木,夜寐欠佳,纳谷少思,口干不欲饮,面部稍浮,小便色黄,大便自调,舌苔白,舌质紫,脉细弦。辨证属肝脾失调,气血两虚。

治法:调和肝脾。

处方:炒白芍 10g,当归 10g,柴胡 6g,云苓 10g,紫丹参 15g,生麦芽 30g,合欢皮 12g,枸杞 10g,制黄精 15g,夜交藤 20g,鸡血藤 12g,甘草 3g。5 剂,水煎服,每日 1 剂。

【病案十一】

郭某,女,38 岁。

右胁疼痛,如针刺痛,时欲太息,泛恶酸水,纳谷尚可,心烦易怒,口干不欲饮,大便稍干,小便黄,脉沉弦,舌苔白厚腻,舌质偏红。辨证属肝气郁滞,络脉痹阻。

治法:柔肝泻热,理气止痛。

处方:生白芍 10g,煨金铃子 10g,枸杞子 10g,丹皮 10g,炒黄芩 10g,全瓜蒌 20g,生麦芽 30g,香附 10g,淡竹茹 10g,郁金 6g。3 剂,水煎服,每日 1 剂。

【病案十二】

贵某,男,42 岁。

患者 1970 年 6 月患急性肝炎,经治疗已痊愈。刻下头昏头胀,肝区隐隐疼痛,夜寐不实,易汗出,纳谷尚可,有时口干欲饮,午后肢倦,二便自调,苔薄白,质偏红,脉弦滑。辨证属肝阴不足,气滞络痹。

治法:滋阴柔肝,理气和络。

处方:生地 12g,枸杞子 12g,菊花 12g,北沙参 12g,麦冬 10g,煨金铃子 6g,夏枯草 12g,炒白芍 12g,合欢皮 12g,决明子 12g,绿萼梅 6g,全瓜蒌 12g。4 剂,水煎服,每日 1 剂。

按：方中加入绿萼梅 6g，增强疏肝散郁、开胃理气之功。

二诊：药后肝区疼痛减轻，口干、头昏头胀渐好，唯记忆力差，夜寐不多，舌苔薄白，舌质偏红，脉弦。辨证同前。

治法：仍宗前法化裁。

处方：生地 12g，枸杞子 10g，菊花 10g，北沙参 12g，麦冬 10g，煨金铃子 6g，炒白芍 12g，决明子 12g，瓜蒌皮 12g，夜交藤 15g，合欢皮 12g，石决明 10g。4 剂，水煎服，每日 1 剂。

【病案十三】

戴某，女，37 岁。

面浮萎黄，脘胀纳呆，两胁隐痛，昨日鼻衄，量少，齿龈渗血，口干欲饮，夜寐不佳。舌苔薄白、中裂，质淡，脉细弦，小便稍黄，大便不实。辨证属肝郁脾虚，气阴两虚。

治法：柔肝和脾，调益气阴。

处方：北沙参 12g，当归 12g，生怀山药 15g，生白芍 10g，茵陈 30g，生薏苡仁 30g，郁金 6g，白蒺藜 12g，枸杞子 10g，生麦芽 30g，白茅根 15g。4 剂，水煎服，每日 1 剂。

按：本病由于肝血不藏所致。在用药时，抑肝即敛肝，药用乌梅、木瓜之类。补肝、养肝、滋肝，均为肝血不足的治法。柔肝缓肝和肝，适用于肝气、肝火太盛而根本上由于血虚所致，含有调养的意义。敛肝一般用于肝阳、肝风严重的证候。镇肝适用于肝热引动风阳，与敛肝有差别。搜肝适用于外风深入久恋，若单纯内风，则不适用。疏肝、散肝、化肝，常用于虚实相兼，气血同病，尤其偏重虚证和血分方面。平肝、泻肝、疏肝，用于肝气横逆所见病症。清肝、凉肝适用于肝热内郁，肝火内扰。泻肝用于肝火上扰，需在清肝基础上，用苦寒以泻之。茵陈：辛苦微寒，除湿清热退黄。薏苡仁：甘淡凉，利水渗湿除痹，清热排脓，健脾止泻。郁金：辛苦、寒，行气解郁，凉血破瘀。白蒺藜：辛苦微温，平肝解郁，祛风明目。

【病案十四】

郑某,男,41 岁。

慢性肝炎,近一周来右胁掣痛,脘腹饱胀,纳谷尚可,不耐疲劳,口干口苦,小便时黄,大便自调,舌质红苔黄,脉弦细。辨证为肝阴不足,气机郁滞。

治法:滋阴柔肝,理气解郁。

处方:当归 10g,炒白芍 10g,软柴胡 6g,云苓 12g,全瓜蒌 15g,生麦芽30g,败酱草 20g,煨金铃子 10g,陈皮 6g,北沙参 12g,麦冬 10g,甘草 6g。5剂,水煎服,每日 1 剂。

按:滋阴养肝柔肝之法应用于肝木失于营润(肝阴不足)引起的疏泄失常病症,方选一贯煎加减。

【病案十五】

岳某,女,60 岁。

头昏目眩,周身筋脉掣痛,尤以右胁掣痛为甚,倦怠乏力,口干口苦,纳谷不馨,夜寐不佳,二便自调,脉细弦,舌苔薄白,质偏红,血压 136/80mmHg。辨证属肝阴不足,血虚络脉失养。

治法:滋阴柔肝,养血和络。

处方:枸杞子 12g,菊花 12g,生地 12g,生白芍 10g,川石斛 12g,桑麻丸18g,当归 10g,鸡血藤 12g,桑寄生 12g,麦冬 12g,玄参 12g,夜交藤 30g,生黄芪 15g。4 剂,水煎服,每日 1 剂。

二诊:药后筋脉掣痛明显减轻,口干口苦亦减,纳谷少思,二便自调,舌苔薄白,质偏红,脉细弦。继用上方,加伸筋草 10g、稀莶草 10g,5 剂,水煎服。

【病案十六】

王某,男,31 岁。

面晦唇紫,肝区掣痛,食欲不振,腰腹微胀,腰疲肢倦,夜梦纷纭,小便黄,舌苔黄厚腻,舌质红,脉缓弦。有慢性乙型肝炎,肝功能损害,化验肝功,

GPT 196U/L,黄疸指数 9mg/dl。辨证属湿热久羁,肝阴受损。

治法:滋阴柔肝,清利湿热,标本兼顾。

处方:白花蛇舌草 30g,平地木 12g,败酱草 15g,生麦芽 30g,土茯苓 30g,拳参 12g,枸杞子 12g,生地 12g,苦参片 12g,甘草 10g,鲜石斛 15g。6 剂,水煎服,每日 1 剂。

二诊:药后病症减轻,唯夜寐欠佳,四肢乏力,小便黄,舌苔白、质红,脉弦,湿热久羁,肝阴受损,仍宗前法化裁。

处方:白花蛇舌草 30g,败酱草 15g,土茯苓 30g,枸杞子 12g,生地 12g,苦参片 12g,鲜石斛 15g,甘草 10g,丹参 12g,夜交藤 15g,生麦芽 30g,升麻 10g。6 剂,水煎服,每日 1 剂。

按:方中加入升麻以增滋阴清热解毒之功。

三诊:经上药治疗后诸证均减轻,口干欲饮,四肢乏力,小便色黄,舌苔薄白,质红,脉弦。仍宗前方化裁。

处方:白花蛇舌草 30g,败酱草 15g,枸杞 12g,生地 12g,苦参片 12g,甘草 6g,鲜石斛 15g,丹参 12g,夜交藤 15g,合欢皮 12g,炒黄芩 10g。5 剂,水煎服,每日 1 剂。

四诊:患者诸恙均减,面色晦暗明显好转,右胁疼痛大减,脘腹饱胀减轻。复查肝功基本正常,GPT 40U/L,黄疸指数正常,HBSAg(-)。舌苔薄白,舌质红,脉弦缓,效不更方,击鼓继进。

处方:白花蛇舌草 30g,平地木 12g,败酱草 15g,生麦芽 30g,拳参 12g,枸杞 6g,生地 12g,鸡骨草 12g,垂盆草 12g,茵陈 30g,田基黄 12g。7 剂,水煎服,每日 1 剂。

【病案十七】

张某,男,54 岁。

右胁疼痛 3 月余。脘腹饱胀,不思饮食,头晕肢乏,小便黄,大便少。神志清楚,巩膜未有明显黄染,右锁骨上淋巴结不肿大;腹部平软,肝肋下 2.5~

3cm,质硬,压痛明显,剑突下 3cm,脾未触及肿大,无明显包块触及。舌苔黄厚腻,质红,脉弦细。辨证属湿热久羁,肝郁气滞,络脉瘀阻。

治法:清热利湿,疏肝理气,活血化瘀。

处方:白花蛇舌草 30g,败酱草 15g,丹参 20g,赤芍 10g,白芍 10g,瓜蒌皮 30g,生麦芽 30g,生薏苡仁 20g,鸡内金 10g,大腹皮 10g,煨金铃子 10g。5 剂,水煎服,每日 1 剂。

二诊:药后右胁疼痛、脘腹饱胀均减轻,食欲不振、四肢乏力减轻。舌苔黄厚腻,质偏红,脉弦细。前方化裁。

处方:白花蛇舌草 30g,败酱草 15g,丹参 20g,赤白芍各 10g,蒲公英 15g,炒黄芩 6g,全瓜蒌 30g,生鸡内金 10g,生薏苡仁 30g,生麦芽 30g。5 剂,水煎服,每日 1 剂。

【病案十八】

汤某,女,39 岁。

患者原有胆囊炎病史,近月来右胁疼痛又作,胸闷口苦,嗳气则舒,目赤眵多,脘腹时有疼痛,纳谷尚可,厌恶肥腻,头晕肢倦,小便稍黄,大便自调,舌苔白,舌质红,脉细弦。辨证属肝胆郁热,疏泄失常,胃气不和。

治法:清肝利胆和胃,调畅气机。

处方:金钱草 20g,煨金铃子 10g,延胡索 10g,郁金 6g,炒白芍 10g,青皮 5g,陈皮 5g,决明子 10g,炒薏苡仁 15g,炒枳壳 6g,广木香 3g,甘草 3g。3 剂,水煎服,每日 1 剂。

二诊:右胁及胃脘疼痛,药后已平,刻下目赤眵多,头晕头胀,血压 150/92mmHg,心烦易怒,口干口苦,时而欲饮,手足心烦,四肢乏力,二便自调,舌苔薄白,舌质紫,脉细弦。辨证属肝阴不足,肝阳偏亢。

治法:滋阴柔肝。

处方:生地 12g,北沙参 12g,枸杞 10g,菊花 10g,麦冬 10g,玄参 10g,决明子 10g,广郁金 6g,夏枯草 12g,密蒙花 10g,生石决明 15g,生白芍 12g。5

剂,水煎服,每日 1 剂。

三诊:右胁及胃脘隐痛、目赤眵多、头晕头胀、口干口苦等症,药后均减轻,纳谷欠香,舌苔薄,质红,脉细弦。辨证同二诊。

治法:滋阴柔肝,仍宗前法继进。

处方:生地 12g,北沙参 12g,枸杞 10g,菊花 10g,麦冬 10g,玄参 10g,决明子 12g,夏枯草 12g,生石决明 15g(先煎),生白芍 12g,密蒙花 10g,煨金铃子 6g。3 剂,水煎服,每日 1 剂。

四诊:目赤眵多、头胀头晕药后均减,右胁胀痛亦轻,嗳气则舒,纳谷尚可,口干欲饮,手足心热,舌苔薄白,质红,脉细弦。辨证属肝阴不足,气失条达。

治法:滋阴柔肝,理气止痛。方选一贯煎加减。

处方:生地 12g,北沙参 12g,枸杞子 12g,炒白芍 10g,煨金铃子 10g,娑罗子 10g,炒枳壳 6g,郁金 6g,青皮 16g,陈皮 6g,麦冬 6g,甘草 3g。3 剂,水煎服,每日 1 剂。

【病案十九】

王某,女,38 岁。

罹患乙型肝炎,HBsAg 阳性,因生气后出现两胁隐痛,以右上腹隐痛为甚,食欲尚好,夜寐梦多,舌苔薄白,舌质紫,脉弦。辨证属肝气郁结,气滞络痹。

治法:疏肝解郁,活血止痛。

处方:软柴胡 6g,炒枳壳 6g,生麦芽 30g,丹参 15g,全瓜蒌 12g,制香附 10g,炒白芍 10g,玫瑰花 10g,合欢皮 12g,甘草 3g。5 剂,水煎服,每日 1 剂。

二诊:药后脘胁胀痛均减,食欲尚可,现复查肝功能正常,舌苔薄白,舌质紫,脉弦。辨证同前。

治法:仍宗前法化裁。

处方:软柴胡 10g,生麦芽 30g,丹参 15g,瓜蒌皮 12g,炒白芍 10g,广郁金 6g,合欢皮 12g,煨金铃子 6g,炒延胡索 6g,甘草 3g。5 剂,水煎服,每日 1 剂。

三诊:近日来复查肝功能正常,HBsAg 阴性。刻下右胁隐隐窜痛,口干,五心烦热,心烦易怒,纳谷尚可,二便自调,舌苔薄白,质偏红,脉细弦。辨证属肝阴不足,气滞络痹。

治法:滋阴柔肝,理气和络。

处方:生地 12g,北沙参 12g,枸杞 12g,煨金铃子 10g,延胡索 10g,麦冬 10g,生白芍 12g,生麦芽 15g,绿萼梅 6g,甘草 6g,合欢皮 12g。4 剂,水煎服,每日 1 剂。

按:合欢花安神解郁;合欢皮活血,消肿止痛,《本草求真》云"甘气平,服之虽能入脾补阴,入心缓气,而令五脏安和,神气自畅,及单用煎汤,而治肺痈唾浊";白芍生用柔肝。

【病案二十】

郁某,女,50 岁。

右胁疼痛,近月来较甚,口干口苦,四肢乏力,纳谷尚可,二便自调,舌苔薄白,舌质偏红,脉弦细。慢性肝炎史十年。辨证属肝阴不足,气滞络痹。

治法:滋阴柔肝,理气和络。方选一贯煎加减。

处方:生地 12g,北沙参 12g,枸杞 12g,麦冬 10g,煨金铃子 12g,当归 10g,郁金 6g,瓜蒌皮 15g,炒白芍 12g,败酱草 10g,甘草 6g。4 剂,水煎服,每日 1 剂。

按:此患者因湿热久羁,肝阴受损所致,方选一贯煎加减为宜。

二诊:慢性肝炎活动期查肝功能,GPT 160U/L,胆红素升高,HBsAg (-),药后右胁胀痛稍减,口干口苦,牙龈渗血,纳寐尚可,舌苔白厚腻,舌质偏红,脉细弦。辨证属湿热久羁,肝阴受损。

治法:清泄湿热,滋阴柔肝。

处方:白花蛇舌草 30g,败酱草 15g,北沙参 15g 黄芩 10g,生地 12g,枸杞子 12g,苦参片 12g,甘草 10g,蒲公英 12g,鲜石斛 20g,垂盆草 30g。4 剂,水煎服,每日 1 剂。

【病案二十一】

吴某,女,60 岁。

罹患慢性胆囊炎、气管炎、高血压,现测血压 120/70mmHg,刻下右胁胀痛,牵连右肩背疼痛,胸脘胀闷,恶心纳呆,嗳气时作,头晕肢倦,口干欲饮,二便自调,舌苔白厚腻,质红,脉弦细。辨证属肝郁气滞,胃失和降。

治法:疏泄以和肝胃。

处方:软柴胡 6g,炒白芍 10g,炒枳壳 10g,煨金铃子 10g,淡竹茹 10g,瓜蒌皮 12g,生麦芽 15g,清半夏 10g,甘草 3g,茯苓 12g,橘红 6g。4 剂,水煎服,每日 1 剂。

二诊:肝阳夹痰,上逆为晕,肝气乘脾,脾虚湿盛,痰浊内蕴,气机不畅,则胸闷气憋,胸胁不舒,口干纳呆,小便黄,舌苔厚腻,质红,脉弦滑。辨证属肝阳夹痰,脾虚湿重。

治法:泻肝和胃,培土泻木。

处方:夏枯草 12g,桑麻丸 18g,白蒺藜 12g,珍珠母 20g(先煎),淡竹茹 10g,生白芍 10g,黛蛤散 12g(包煎),橘红 5g,茯苓 10g,生枳实 6g,浙贝母 30g,甘菊 10g。4 剂,水煎服,每日 1 剂。

按:方中加入生枳实,以增强化痰和胃之功,与方中诸药配伍,可收培土泻木之效。

【病案二十二】

张某,男,56 岁。

2 天前因与家人生气出现右胁疼痛,口干口苦,嗳气不舒,胸闷气短,喜叹息,纳谷不香,夜寐不安,舌质红,苔黄厚,脉弦。辨证属肝气郁结。

治法:疏肝理气,畅通气机。方选柴胡疏肝散加减。

处方：柴胡 12g,白芍 15g,香附 12g,延胡索 15g,川芎 12g,川楝子 10g,木香 6g,砂仁 4g(后下),茵陈 30g,金钱草 30g,虎杖 12g,板蓝根 15g,甘草 5g。7 剂,水煎服,每日 1 剂。

【病案二十三】

孙某,女,23 岁。

10 年前曾患急性黄疸型肝炎,经治疗肝功能恢复正常;去年复查肝功能正常;3 天前感冒发热,服西药退烧片及针剂后热平。刻下,脘胁疼痛,神疲乏力,嗳气则舒,食欲不振,口干口苦,喜欢凉物,小便稍黄,时而热感,舌苔薄白,质偏红,脉细弦。辨证属肝经湿热,脾失健运,气滞络痹。

治法：疏肝泄热,化湿和络。

处方：软柴胡 6g,淡黄芩 6g,车前子 12g(包煎),炒白芍 10g,云苓 12g,煨金铃子 10g,延胡索 10g,佩兰 6g,生麦芽 12g,苦参 10g,甘草 6g。4 剂,水煎服,每日 1 剂。

二诊：药后病情好转,脘胁疼痛消失,嗳气渐平,食欲转振,仍口干口苦,小便稍黄,大便自调,舌苔薄白,舌质红,脉细弦。上方去苦参,加茵陈 20g、垂盆草 20g。6 剂,水煎服,每日 1 剂。

三诊：诸恙已愈,口干口苦消失,纳谷尚可,二便自调,夜寐已安,舌苔薄白,舌质淡红,脉细弦,继用上方巩固疗效。6 剂,水煎服,每日 1 剂。

【病案二十四】

张某,女,49 岁。

原有急性肝炎、胆囊炎、肾盂肾炎病史。现查:肝功异常,黄疸指数异常增高,胆囊炎复发,近半月来右胁掣痛,牵连两肩胛疼痛,厌恶油腻之物,午后脘胁胀痛,嗳气恶心,大便时干,小便黄,脉细弦,舌苔白,质偏红。辨证为肝胆郁热,疏泄失常,气机阻滞。

治法：疏肝利胆,理气定痛。

处方：金钱草 20g,绵茵陈 20g,柴胡 6g,赤芍 10g,全瓜蒌 15g,炙黄芩

10g,生麦芽 30g,煨金铃子 6g,郁金 6g,延胡索 10g,竹茹 10g,青皮 10g,陈皮 10g。4 剂,水煎服,每日 1 剂。

药后诸症皆清,脘闷泛恶已平,仍感乏力,精神较前好转,纳谷尚可。

【病案二十五】

沈某,女,52 岁。

近两日因与家人生气后出现全身乏力,纳差,现查:肝功异常,黄疸指数异常增高,精神不振,右胁稍疼,脉弦细,舌苔薄白,质偏红。辨证为肝胆郁热,气滞络痹。

治法:疏肝利胆,理气和络。

处方:软柴胡 10g,炒黄芩 10g,广郁金 10g,全瓜蒌 15g,败酱草 30g,蒲公英 15g,白花蛇舌草 30g,茵陈 30g,平地木 12g,生麦芽 20g,甘草 6g。5 剂,水煎服,每日 1 剂。

二诊:药后诸恙均减,脘闷泛恶已平,肢倦乏力消失,食欲转振,舌苔薄白,舌质淡红,脉弦细。进用上方,巩固疗效,5 剂,水煎服,每日 1 剂。

【病案二十六】

孙某,男,60 岁。

右胁胀痛,时欲太息,口干口苦,心烦易怒,小便黄赤,脉细弦,舌苔薄白,舌质紫,查肝功异常,黄疸指数异常增高。辨证为肝郁失达,气郁化火。

治法:疏肝解郁,泄热利胆。

处方:绵茵陈 30g,软柴胡 6g,炒黄芩 10g,丹皮 6g,炒栀子 6g,广郁金 6g,生麦芽 30g,煨金铃子 10g,车前草 30g,炒白芍 10g。5 剂,水煎服,每日 1 剂。

【病案二十七】

王某,女,60 岁。

食欲不振月余,胸脘憋闷,时欲太息,面黄形瘦,嗳气则舒,时有左胁隐痛,夜寐不佳,头晕痛,二便自调,舌苔薄白,脉细弦。辨证属肝气郁滞,肝胃不和。

治法:疏肝解郁,理气和胃。

处方:软柴胡 6g,炒白芍 10g,云苓 12g,煨金铃子 6g,绿萼梅 10g,青皮 5g,陈皮 5g,生麦芽 15g,决明子 12g,佛手 6g,甘草 6g,太子参 15g。4 剂,水煎服,每日 1 剂。

二诊:药后胸脘满闷减轻,食欲较前稍好,仍时有左胁疼痛,嗳气则舒,头晕欲呕,夜寐不佳,舌苔薄白,质红,脉弦细。辨证属肝气郁结,胃失和降。

治法:疏肝解郁,和胃畅中。

处方:软柴胡 6g,炒白芍 10g,煨金铃子 10g,生麦芽 30g,决明子 12g,炒枳壳 6g,佛手片 6g,青皮 5g,陈皮 5g,槟榔 6g,白蒺藜 12g,炒竹茹 12g。3 剂,水煎服,每日 1 剂。

按:肝郁气滞宜疏调,故加用枳壳、白蒺藜,既能疏肝又能柔肝。苔质偏红,加竹茹配陈皮以和中气。

三诊:药后诸症均减轻,但又感胸脘满闷,喉中梗塞似有物梗阻,左胁隐痛,倦怠乏力,头晕头痛,舌苔薄白,质偏红,脉细弦。辨证属肝气郁结,气滞络瘀。

治法:仍宗前法化裁,巩固疗效。

处方:软柴胡 6g,炒白芍 10g,煨金铃子 6g,绿萼梅 10g,玫瑰花 10g,生麦芽 20g,决明子 12g,青皮 5g,陈皮 5g,广郁金 10g,金橘叶 5g,旋覆花 10g(包煎)。4 剂,水煎服,每日 1 剂。

按:肝气上窜夹痰,互结于咽喉似梅核气,上药中可酌加化痰之品。

第三节　积　　聚

积聚是以腹内结块,或聚或散,或痛或胀为主症的病证。积属有形,结块固定不移,痛有定处,病在血分,多为脏病;聚属无形,包块聚散无常,痛无定处,病在气分,多为腑病。因积与聚关系密切,故两者一并论述。

【病案】

张某,男,20岁。

两胁疼痛,左肋下有一硬块三载余。问其病史,患者三年前曾发疟疾,后发现左肋下有一癥块,触之坚硬如石,如手掌大小,多次查肝功正常,HBsAg(-),西医诊为单纯性脾大,建议脾切除,患者本人及家属拒绝手术,要求服中药治疗。刻下:面色晦暗无华,神疲肢倦,食欲不振,胸闷脘胀,时欲太息,两胁掣痛,左胁疼甚,大便干结,小便黄少,舌苔白厚腻,质紫,脉弦缓。辨证:肝郁化火,气滞络痹,脾气亏虚,气血瘀滞,乃成癥积。

治法:理气活血,消癥散结。

处方:软柴胡12g,炒白芍15g,当归15g,枳实12g,茵陈30g,田基黄15g,牡蛎30g(先煎),三棱15g,莪术15g,炒橘核15g,炒荔枝核15g,生大黄15g(后下),甘草3g。5剂,水煎服,每日1剂。

按:肝藏血,主疏泄,体阴而用阳,凡气滞血瘀之症皆可从肝论治。本方乃四逆散化裁。方中柴胡舒达肝气,当归、白芍柔肝养血,三棱、莪术破血逐瘀。《丹溪心法》云"气有余便是火",茵陈、田基黄清肝火。有形之积已成,牡蛎、炒橘核、炒荔枝核散结破积。生大黄因势利导,使邪随糟粕从后阴出,甘草调和诸药,益脾和中。

服上方5剂后,复诊时,患者症情略显好转,精神转振,食欲稍振,左胁疼轻,二便自调,舌苔白厚腻渐化,质紫气,脉弦。嘱拟上方加穿山甲10g、三棱30g,莪术加至30g,以散癥积。7剂,水煎服,每日1剂。

后经半年治疗,左胁癥块消失。复查B超:肝脾正常,患者诸恙皆愈。两年后随访,已临床治愈,正常工作,至今未复发。随访十年后患者身体康复如常,外出务工,一切均正常。

第四节 瘿 病

瘿病是以颈前喉结两旁肿大或结块为主要临床特征的疾病。本病的病因主要是情志内伤、饮食及水土失宜,但也与体质因素有密切关系;基本病机是气滞、痰凝、血瘀壅结颈前。西医学中的单纯性甲状腺肿、甲状腺功能亢进症、桥本甲状腺炎、甲状腺结节等疾病,可参照本节辨证论治。

【病案】

赵某,女,27 岁,教师。2010 年 3 月 16 日就诊。

患者颈前轻度肿大半载。半年来家中事繁劳累,心情郁闷,急躁易怒,后出现颈部肿大,眼球突出,手指颤抖,多食易饥,乏力,夜寐不实,二便自调。舌苔白厚腻,质红,脉弦数。化验甲状腺全项显示异常,彩超提示:甲亢可能。病机为忧患郁结,情志内伤,痰气互结,郁久化火。

治法:疏肝解郁,化痰散结。柴胡疏肝饮加减。

处方:柴胡 12g,生、炒白芍各 12g,枳实 12g,香附 6g,炒橘核 12g,炒荔枝核 12g,黄芩 12g,郁金 6g,夏枯草 12g,菖蒲 12g,茯神 12g。7 剂,水煎服,每日 1 剂。

嘱患者怡情悦性,劳逸适度,以利康复。

按:柴胡和解少阳,调达肝气,配枳实、白芍以增强疏肝理脾之功,黄芩清泄苦降,菖蒲开窍宣气,郁金清肝开郁,炒橘核、炒荔枝核、夏枯草理气化痰,开郁散结,诸药配伍疗效更佳。

二诊:药后病情好转,胸闷善太息明显减轻,性情稳定,纳可,夜寐欠佳,二便自调,舌苔白厚腻渐化,脉弦,药获效机,继用上方,加小蓟 30g、龙齿 30g(先煎),以增加宁心安神之功。10 剂,水煎服,每日 1 剂。

三诊:颈部肿大渐消,触之稍软,性情稳定,纳可,寐安,二便自调,仍感两目肿胀不适,二便自调,继用上方,去小蓟、龙齿,加谷精草 12g、密蒙花 12g。10 剂,水煎服,每日 1 剂。

四诊:药后症情明显好转,性急易怒、胸闷太息等症状消失,纳可,寐安,二便自调,舌苔薄白,质红,脉弦。上方加石决明 30g(先煎)。10 剂,水煎服,每日 1 剂。

继用中药三个月,随症加减化裁,治疗后诸恙悉除。随访两年,一直检查正常,迄今未发作。

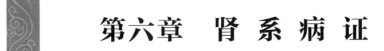

第六章 肾系病证

第一节 水 肿

水肿是肺脾肾功能失调,三焦气化不利,水液内停,泛滥肌肤所致,以眼睑、头面、四肢、腹背,甚至全身水肿为主要表现的病证。

【病案一】

褚某,男,46岁。

旬日来患者因外感后眼睑、颜面浮肿,继则下肢亦肿,恶寒,头痛身痛,咳嗽微作,纳谷少思,大便自调,小便稍黄,舌苔薄白腻,质淡红,脉濡。多次化验血常规、尿常规、肾功能、肝功能、甲状腺全项,均未发现异常,西医诊断为特发性浮肿。此乃风邪外袭,风遏水阻、风水相搏,流溢于肌肤所致。

治法:宣肺解表,利水消肿。方用越婢加术汤化裁。

处方:炙麻黄3g,炒白术10g,生石膏15g,茯苓皮12g,冬瓜皮12g,连翘12g,赤小豆12g,丝瓜络10g,桑白皮10g,浮萍草6g,甘草3g。7剂,水煎服,每日1剂。

二诊:药后症情好转,恶寒、咳嗽、头痛身痛均瘥,眼睑浮肿渐消,食欲稍振,二便自调,舌苔薄白,质淡红,脉缓。继用上方巩固疗效,7剂,水煎服,每日1剂。

【病案二】

胡某,女,45岁。

近月来患者头面、四肢悉肿,脘腹胀满,纳谷少思,胸闷气短,形体偏胖,上气促急,小便不利,大便自调,舌苔薄白,根后腻,质淡红,脉缓弦。证属脾虚气滞,水湿潴留之咎。

治法:健脾化湿,理气消肿。方用五皮饮加味主之。

处方:桑白皮 12g,陈皮 10g,茯苓皮 15g,大腹皮 12g,生姜皮 10g,木瓜 6g,丝瓜络 6g。7 剂,水煎服,每日 1 剂。

二诊:药后头面、四肢浮肿渐消,脘腹胀满已除,纳谷尚可,二便自调,舌苔薄白,质淡红,脉缓弦。继用上方巩固疗效。7 剂,水煎服,每日 1 剂。

按:陈皮理气和中,茯苓皮、丝瓜络渗湿健脾,三药配伍使气行湿化,土能行水;桑白皮泻肺降气,使肺气清肃,水自下趋;大腹皮、木瓜下气行水;生姜皮辛散水气;诸药合用,共奏健脾化湿、理气消肿之功。

【病案三】

郭某,女,23 岁。

两足浮肿,已历年余,按之而不起,腰酸肢楚,纳谷尚可,口稍干,头晕寐差。化验尿常规:尿蛋白(−),红细胞偶见,余无异常。小便量少,大便自调。《黄帝内经》云:"肾者,胃之关也,关门不利,故聚水而从其类也……故为胕肿。"辨证属肾阳不足,摄纳无权。

治法:益肾利水。方选济生肾气丸加减。

处方:汉防己 10g,枸杞子 10g,菊花 10g,生地 10g,丹皮 6g,茯苓 12g,茯苓皮 12g,杜赤豆 30g,泽泻 10g,怀山药 20g,生黄芪 15g,生薏仁 20g,怀牛膝 12g,车前子 10g(包煎)。7 剂,水煎服,每日 1 剂。

【病案四】

李某,男,48 岁。眼睑浮肿 20 余天。

患者近来不明原因出现眼睑浮肿,伴汗出恶风、小便不利,纳谷欠香,夜寐不安。舌质淡,苔白,脉浮。辨证属风邪外袭,水湿内侵,脾阳不振。

治法:温阳健脾,祛风解表。

处方:云苓 15g,桂枝 12g,泽泻 12g,白术 15g,猪苓 15g,黄芪 30g,防己 12g,山萸萸 15g,山药 30g,甘草 5g。7 剂,水煎服,每日 1 剂。

按:本方为五苓散合防己黄芪汤加减。云苓、桂枝、泽泻、白术、猪苓五味中药合成五苓散,温阳化气,利便解表;防己黄芪汤益气祛风,健脾利水。

【病案五】

杨某,男,44 岁。

西医诊断为隐匿性肾炎,恙已月余。化验尿常规:尿蛋白微量,红细胞 0~3。刻下眼睑浮肿,腰部酸疼,头晕肢倦,有时手胀,纳谷欠佳,小便量稍少,大便经常溏薄,日行 1~2 次,舌苔薄白,舌质淡红,脉沉缓。脾主运化,肾司开阖,此乃脾肾阳虚,气化不利。

治法:补益脾肾,佐以利水。

处方:熟地 12g,怀山药 15g,丹皮 10g,泽泻 10g,茯苓 12g,茯苓皮 12g,怀牛膝 12g,车前子 10g(包煎),上肉桂 2g,陈皮 6g。4 剂,水煎服,每日 1 剂。

二诊:药后病情减轻。化验尿常规,尿蛋白(-),白细胞 1~2,红细胞(-)。眼睑浮肿稍好,手已不胀,食欲见好,腰酸疼减轻,小便正常,舌苔薄,舌质淡红,脉沉细,边有齿印。仍宗前方继进。

处方:熟地 12g,怀山药 15g,丹皮 10g,泽泻 10g,桑寄生 15g,茯苓 12g,茯苓皮 12g,怀牛膝 12g,车前子 10g,上肉桂 2g,仙灵脾 10g,山萸肉 10g,黄芪 15g,党参 20g。5 剂,水煎服,每日 1 剂。

按:治疗慢性肾小球肾炎,参、芪必不可少。

【病案六】

罗某,男,18 岁,1981 年 5 月 12 日初诊。

半个月前患急性化脓性扁桃体炎,经外院中西医结合治疗,咽喉肿痛减轻,发热渐平。近 3 日发现眼睑浮肿,颈部、面部等多处浮肿,来我院门诊治疗,查及血象高,尿常规:蛋白(+++),红细胞(++),尿白细胞 28 个/μl。

中医诊断:水肿(风寒型);**西医诊断**:急性肾炎。收入内科病房住院治疗。

刻下:患者近日来先见眼睑及颜面浮肿,颈部浮肿,继而延及全身,咽喉稍痛,纳可,大便自调,小便量少,舌苔薄白,根厚腻,质紫,脉细。肺为水之上源,此乃肺气虚寒,不能通调水道,水液潴留。

治法:疏风解表,宣肺利水。方选越婢加术汤。

处方:炙麻黄9g,炒白术12g,生石膏15g(先煎),茯苓皮15g,金银花20g,连翘12g,桑白皮15g,防己10g,杏仁10g,赤小豆30g。7剂,水煎服,每日1剂。

二诊:药后症情明显好转,眼睑浮肿渐消,颈部仍浮肿,咽痛消失,纳谷尚可,二便自调,舌苔薄白,质紫,脉细弦。继用上方加玉米须30g,白茅根30g。7剂,水煎服,每日1剂。

三诊:服用中药半个月后,全身浮肿渐消,食欲转振,咽痛已愈,二便自调,舌苔薄白,质紫气,脉细弦。继用上方加生地10g,五味子6g,小蓟30g,陈皮6g。10剂,水煎服,每日1剂。

四诊:药后症情好转,全身浮肿已消,精神转振,体力渐复,纳谷尚可,二便自调,舌苔薄白,质淡红,脉细弦。上方继进,巩固疗效。10剂,水煎服,每日1剂。

1个月后随诊,患者身体正常,无任何不适。

【病案七】

林某,男,55岁。

恙已十余年,下肢浮肿,因劳累而复发,头晕目眩,腰部酸楚,食欲尚好,时有恶心,胸闷不舒,倦怠乏力,夜寐尚可,大便自调,小便黄少,化验尿常规,尿蛋白(-),白细胞少许,红细胞少许,舌苔薄,舌质淡红,脉沉细。辨证属脾肾两虚,湿浊蕴阻,气化不利。

治法:滋补脾肾,去湿化浊,温阳化气。方用五苓散加减。

处方:黄柏10g,苍术5g,白术5g,怀牛膝12g,生薏仁30g,茯苓12g,川桂枝 6g,生怀山药 15g,汉防己 10g,泽泻 10g,赤小豆 20g。5 剂,水煎服,每日 1 剂。

按:桂枝性辛温,既可温扶脾阳以助运水,又可温肾阳、逐寒邪以助膀胱气化,而行水湿痰饮之邪,为治痰饮病、蓄水证的常用药。只要辨证准确,治则恰当,药物随之,下肢浮肿等症可除,小便黄少,配合三妙亦无妨碍。

【病案八】

彭某,男,70 岁。

原有低血压心肌损伤病史,刻下:双下肢浮肿,膝关节疼痛,已历月余,食欲不振,倦怠乏力,双上肢痛。大便日行 2~3 次,小便量少,次数频。尿常规:尿蛋白(-),白细胞少许,红细胞 0~1。舌苔薄白,质淡,脉沉弦。辨证属脾肾阳虚,寒湿阻络。

治法:调益脾肾,舒筋活络。

处方:泽泻 10g,炒白术 15g,茯苓 10g,茯苓皮 10g,川桂枝 5g,赤小豆 20g,汉防己 12g,怀山药 20g,徐长卿 12g,鸡血藤 12g,太子参 12g,姜黄 6g。4 剂,水煎服,每日 1 剂。

二诊:药后双下肢浮肿渐消,食欲尚可,上肢酸痛已轻,大便日行 2~3 次,小便量少,舌苔薄白,舌质淡红,脉沉弦。辨证属脾肾阳虚,气化不利。

治法:仍宗前法治之。

处方:猪苓 10g,泽泻 10g,炒白术 15g,川桂枝 5g,赤小豆 30g,汉防己 12g,茯苓 10g,茯苓皮 10g,怀山药 20g,生黄芪 20g,太子参 15g,桑寄生 12g,仙灵脾 10g,红枣 5 枚,五加皮 12g。4 剂,水煎服,每日 1 剂。

按:桑寄生、仙灵脾益肾补脾,祛风通络。

三诊:药后诸恙悉除,双下肢浮肿、上肢疼痛均消失,食欲转振,精神亦佳,二便自调,舌苔薄白,质淡红,脉沉弦,化验尿常规正常。继进上方巩固疗效。

第二节　淋　证

淋证是湿热蕴结下焦,肾与膀胱气化不利所致,以小便频数短涩,滴沥刺痛,欲出未尽,小腹拘急,或痛引腰腹为主要表现的病证。

【病案一】

顾某,女,69岁。

小便频急疼痛间作半载,每因劳累或饮食不慎上症即作。刻下:小便频急疼痛,尿道烧灼感、尿色黄赤、少腹有时隐痛、大便偏干,虽经多方治疗,症情暂得缓解,但化验尿常规始终不理想,尿中白细胞一直存在。舌苔薄白,根厚腻,质红,脉弦数。

化验尿常规:蛋白(-),白细胞(+++),尿比重1.015。尿沉渣项目:白细胞320个/μl,余无异常。尿培养结果:无细菌生长。辨证属湿热下注,膀胱气化不利。

治法:清热通淋。方用八正散加味主之。

处方:瞿麦20g,萹蓄20g,六一散12g(包煎),生大黄10g(后下),车前草10g,丹皮10g,炒栀子10g,八月札20g,野菊花10g,石韦12g,白茅根30g,小蓟30g,灯心草6g。7剂,水煎服,每日1剂。

二诊:药后诸症均轻,小便已清长,尿频急痛大减,尿道热痛消失,腹痛亦轻。舌苔薄白,质红,脉弦。化验尿常规:尿比重1.025,蛋白(-),白细胞(+)。尿沉渣项目:白细胞80个/μl。

该患者药后临床症状明显改善,但尿常规检查白细胞仍存在,尿中白细胞从320个/μl降至80个/μl,亦有好转。追问该老妇人,有老年性阴道炎数载,此乃秽浊之邪上犯膀胱,湿热炽盛,气化失司,水道不利之咎。嘱予以上方加入红藤30g、荆芥炭15g以清热治带之品治疗,巩固疗效。7剂,水煎服,每日1剂。

三诊:诸症均瘥,尿路刺激征消失,纳食正常,二便自调,舌苔薄白,质淡红,脉细弦。化验尿常规正常,患者精神转振,能操持家务。嘱患者劳逸适度,忌食辛辣厚味之品。上方去生大黄巩固疗效,7剂,水煎服(间日服一剂以善其后)。随访半年,患者多次化验尿常规正常,治愈后上症未复发。

【病案二】

陆某,女,37岁。

恙已二旬,化验尿常规:尿蛋白微量,白细胞(+++),红细胞少许。刻下,尿频尿急,尿道灼烧刺痛,腰部酸痛,午后面部烘热,纳谷尚可,大便自调,舌苔白厚腻,质红,脉细弦。辨证属肾阴不足,湿热下注。

治法: 益肾滋阴,清利湿热。

处方: 知母6g,黄柏6g,白花蛇舌草30g,车前草15g,碧玉散12g,萹蓄12g,瞿麦12g,石韦10g,木通3g,生地10g,丹皮10g,灯心草5g,怀牛膝12g。5剂,水煎服,每日1剂。

按: 怀牛膝补肝肾,强筋骨,活血祛瘀,利尿通淋。

二诊: 尿频尿急、尿道灼热刺痛,药后均减未平。化验尿常规:尿蛋白(-),白细胞(++),红细胞0~1,尿培养示无细菌生长。午后烘热渐平,腰部酸痛亦轻,口干不欲饮,纳谷尚可,舌苔黄微腻,质红,脉细弦。辨证同前。

治法: 仍宗前方化裁继进。

处方: 白花蛇舌草30g,车前草15g,萹蓄12g,瞿麦12g,地榆12g,木通3g,生薏仁30g,知母6g,黄柏6g,怀牛膝12g,石韦12g,荠菜花12g,生地榆12g,玉米须30g。4剂,水煎服,每日1剂。

【病案三】

顾某,女,20岁。

化验尿常规,尿蛋白少量,白细胞(+),尿频尿急3天,尿道刺痛,腰部酸痛,鼻衄量少,带下绵注,赤白相兼,午后烘热,口干欲饮,纳谷不馨,舌苔薄黄;质红,脉沉细。辨证属肾阴不足,湿热下注膀胱。

治法:滋肾阴利湿。

处方:知母 12g,黄柏 12g,生地 12g,墨旱莲 30g,女贞子 12g,白花蛇舌草 12g,车前草 15g,碧玉散 12g,萹蓄 12g,瞿麦 12g,土茯苓 30g,栀子炭 6g,地骨皮 20g,青蒿 15g,怀牛膝 12g。3 剂,水煎服,每日 1 剂。

按:此乃湿热下注,气化不利。患者鼻衄时作,方中加牛膝引热下行,青蒿、地骨皮皆有清热凉血、退虚热之功。此患者烘热阵作,而且带下绵注,故重用地骨皮,既能清虚热,又束带脉也。

二诊:药后诸恙皆轻,赤白带下渐平,鼻衄已愈,小便频急较前好转,仍感腰部疼痛,午后烘热,口干欲饮,食欲不振,舌苔白,舌质偏红,脉沉细。辨证为湿热下注,膀胱失约。

治法:清利湿热。方选八正散,可宗前方,既效当宜继进。

处方:知母 12g,黄柏 12g,生地 12g,墨旱莲 30g,女贞子 12g,车前草 15g,白花蛇舌草 30g,茯苓 30g,怀牛膝 12g,地骨皮 20g,瞿麦 12g,生麦芽 12g。4 剂,水煎服,每日 1 剂。

【病案四】

项某,女,67 岁。复诊。

药后尿频尿急坠痛均大为减轻,现头目昏晕,腰脊酸楚,口干欲饮,四肢乏力,夜间两下肢有时发抖,大便正常,舌苔薄,质偏红,脉细弦。辨证属肝肾不足,夹有湿热。

治法:养肝肾,清湿热。

处方:知母 12g,黄柏 12g,枸杞子 12g,生地 12g,车前子 12g(包煎),桑寄生 12g,川断 12g,怀牛膝 12g,女贞子 12g,墨旱莲 20g,白蒺藜 12g,土茯苓 12g。4 剂,水煎服,每日 1 剂。

二诊:药后尿频尿急坠痛之象已平,方中去土茯苓,5 剂,水煎服,每日 1 剂。

【病案五】

张某,女,28 岁。复诊。

尿频急痛药后均减,化验尿常规,尿蛋白(-),白细胞少许。腰疲肢倦腹胀,刻下:发晕目眩,舌苔厚腻,舌尖红,脉细弦。辨证属湿热下注膀胱。

治法:清利湿热。

处方:车前草 15g,木通 10g,萹蓄 15g,滑石 12g,蜀羊泉 30g,石韦 12g,炒栀子 6g,大小蓟各 12g,土茯苓 12g,泽泻 10g。4 剂,水煎服,每日 1 剂。

按:茯苓、泽泻健脾利湿。

【病案六】

姜某,男,40 岁。

小便不爽已半年余,无小便突然中断等情况,下肢酸痛无力,午后两足心烘热,时有心悸,纳谷尚可,大便自调,舌苔白,脉沉细。尿常规示白细胞少许。辨证为肾阴亏虚所致。

治法:益肾补水,少佐通淋之品。

处方:生地 12g,山药 12g,泽泻 10g,墨旱莲 20g,女贞子 10g,炒知母 6g,炒黄柏 6g,石韦 15g,车前草 15g,萹蓄 12g,黄芪 15g,怀牛膝 10g。3 剂,水煎服,每日 1 剂。

嘱:建议 B 超探查双肾、前列腺,以冀明确诊断。

【病案七】

胡某,女,75 岁。

恙已两月,腰部疼痛,乏力,皮肤瘙痒,风疹块时起时伏。小便黄赤,化验尿常规:尿蛋白(+),白细胞(+),红细胞偶见,颗粒型。经常头晕头痛,时而恶心烘热,现测量血压 210/90mmHg,舌苔白厚腻,质红,脉弦滑。辨证属肝肾阴虚,湿热内蕴。

治法:平肝益肾,清利湿热。

处方:枸杞子 12g,菊花 12g,桑寄生 15g,炒竹茹 10g,夏枯草 15g,钩藤 18g,蝉衣 6g,僵蚕 6g,车前草 30g,生地榆 12g,怀牛膝 12g,地肤子 12g,白蒺藜 12g。5 剂,水煎服,每日 1 剂。

按:方中加白蒺藜柔肝,配地肤子能泻热止痛,本患者可能素有慢性肾炎。

【病案八】

陈某,女,45 岁。

尿频尿急 2 天,化验尿常规示尿蛋白(-),白细胞少许。腰疲肢倦,小腹微胀,口干欲饮,手足心热,纳谷不馨,大便自调,舌苔薄,舌质偏红,脉细弦。辨证属肾阴不足,湿热下注膀胱。

治法:益肾阴,利湿热。

处方:女贞子 12g,墨旱莲 12g,土茯苓 30g,炙百合 6g,碧玉散 10g(包煎),白花蛇舌草 30g,车前草 12g,怀牛膝 12g,生地 15g,新会皮 6g,石韦 12g。4 剂,水煎服,每日 1 剂。

按:石韦甘苦微寒,有利水通淋之功,配车前子,疗小便淋痛;与滑石并用,又兼止血,亦用于血淋。《证治汇补》石韦散:石韦、冬葵子、瞿麦、滑石、车前子,治湿热毒邪客于膀胱,气化失司,水道不利所致热淋、尿出难涩、灼热刺痛,效佳。

第三节　遗　尿

遗尿,又称遗溺,最早见于《伤寒论·辨阳明病脉证并治》。包括睡中遗尿、昏迷时小便自遗、清醒时小便自出不知及小便频数而尿出难以自制等情况。

【病案】

朱某,男,22 岁。

夜间时有遗尿,已历 13 年。平时腰疲肢楚,夜寐梦多,头晕目眩,纳谷尚可,有时遗精,大便自调,舌苔薄白,舌质偏红,脉沉细弦。辨证为肾气虚弱,摄纳无权。

治法:滋肾固摄。知柏地黄汤合缩泉丸加减。

处方:知母 6g,黄柏 6g,生地 12g,桑螵蛸 12g,益智仁 12g,怀山药 30g,枸杞子 12g,墨旱莲 20g,女贞子 12g,芡实 15g,川断 12g,夜交藤 15g。5 剂,水煎服,每日 1 剂。

二诊:症状略有改善,纳谷尚可,大便自调,舌苔薄白,舌质稍红,脉沉细。辨证属肾气虚弱,相火偏旺,摄纳无权。

治法:滋肾阴,清相火,固精关。

处方:怀山药 12g,太子参 15g,天冬 10g,熟地 10g,砂仁 2g,知母 12g,黄柏 12g,桑螵蛸 12g,芡实 15g,金铃子 15g,枸杞子 10g,旱莲草 20g,女贞子 12g,煅牡蛎 30g(先煎),益智仁 15g。5 剂,水煎服,每日 1 剂。

三诊:遗尿痼疾,药未收效。现头晕目眩,口干欲饮,腰部酸疼渐轻,时而遗精,纳谷欠佳,舌苔薄,质偏红,脉细弦。辨证为肾气虚弱,相火偏旺,摄纳无权。

治法:滋肾阴,清相火,固精关。

处方:生地 15g,知母 12g,黄柏 12g,丹皮 10g,麦冬 10g,炒栀子 6g,枸杞子 12g,菊花 12g,苦参 10g,桑螵蛸 12g,益智仁 12g,金樱子 15g,芡实 15g,怀山药 15g。5 剂,水煎服,每日 1 剂。

按:知柏地黄、水陆二仙、缩泉三方加减,再加苦参,加强清泄相火之力。

四诊:遗尿痼疾,药未收效。现食欲渐好,腰部酸痛减轻,头晕目眩,口干欲饮,舌苔薄,质红,脉细弦。辨证为肾阴阳两虚,下元亏损,摄纳无权。

治法:益肾滋阴,固摄下元。

处方：生熟地各 15g，制龟甲 15g（先煎），生白芍 12g，枸杞子 12g，煅牡蛎 20g（先煎），桑螵蛸 12g，芡实 15g，金樱子 15g，益智仁 12g，麦冬 12g，露蜂房 10g。5 剂，水煎服，每日 1 剂。

另：炙蜂房 30g 研末，每次 3g，每日两次，开水送服。

五诊：遗尿痼疾，药未收效。现头晕头胀皆轻，食欲尚好，腰酸疼痛，夜寐梦多，大便自调，舌苔薄白，舌质淡红，脉沉细。辨证为下元亏虚，摄纳无权。

治法：壮腰益肾，固摄下元。

处方：熟地 12g，炙龟甲 15g（先煎），桑螵蛸 15g，益智仁 12g，韭子 10g，白茧壳 5 只，芡实 15g，金樱子 15g，炙蜂房 10g，补骨脂 12g，煅龙骨 20g（先煎），煅牡蛎 20g（先煎）。5 剂，水煎服，每日 1 剂。

另：龙骨 30g，五倍子 15g，共研细末，每次 2g，以暖脐恙，外敷脐部。

按：遗尿痼疾，虽治未瘳。但药后头晕头胀大减，纳呆、腰酸痛诸症皆轻，原舌质偏红等见好，虽用温肾阳、固摄下元之品，亦无妨碍，此乃肾气亏虚，摄纳无权而致，应守原法续进。

六诊：药后头晕头胀、腰痛、寐差等症皆平，唯遗尿难以中的，舌苔薄，质淡红，脉沉细。辨证为下元亏虚，摄纳无权。予闭泉丸（秦伯未验方）治之。

处方：白薇 10g，白芍 10g，云苓 10g，炒山栀 10g，煨益智仁 10g，白术 10g。7 剂，水煎服，每日 1 剂。

七诊：遗尿痼疾，药后病情稍轻，近日夜间未有遗尿，腰酸不痛，头晕目眩已平，舌苔薄白，质淡红，脉细弦。辨证为下元亏虚，摄纳无权。

治法：仍宗前方治之。

处方：白薇 10g，白芍 10g，云苓 10g，炒山栀 10g，煨益智仁 10g，白术 10g。7 剂，水煎服，每日 1 剂。

另：煅五花龙骨 3g，五倍子 3g，共研细末，每次 2g，以暖脐恙，外敷脐部。

八诊：遗尿痼疾治后，收效明显，有时腰酸，近半月来未有遗尿，四肢乏力亦有好转，食欲尚可，舌苔薄，质淡红，脉沉细。辨证为下元亏虚，摄纳无权。予闭泉丸加味治之,巩固疗效。

处方:白蔹 10g,白芍 10g,云苓 10g,炒山栀 10g,煨益智仁 10g,白术 10g,桑螵蛸 12g,怀山药 15g,炙蜂房 10g,韭子 10g。7 剂,水煎服,每日 1 剂。

嘱患者避风寒、慎起居,以利康复。嘱服金匮肾气丸,以善其后。

第七章　气血津液病证

第一节　郁　　证

郁证是以心情抑郁、情绪不宁、胸部满闷、胁肋胀痛,或易怒易哭,或咽中如有异物梗塞等为主要临床表现的病证。本病病位主要在肝,但可涉及心、脾、肾。基本病机是气机郁滞。

【病案一】

朱某,女,28岁。

患者剖宫产后两个月,元气未复,性格内向,面色苍白无华,加之其母病逝伤悲,心情抑郁,时欲太息,食欲不振,心神不宁,夜不能寐,二便自调,舌苔薄白,质淡嫩,脉细弦。辨证属肝气郁结,气机瘀滞,疏泄不利。

治法:疏肝解郁,安神定志。方选《金匮要略》甘麦大枣汤加味主之。

处方:淮小麦80g,生甘草15g,大枣5枚,炒枣仁30g,龙齿30g,甘松6g,炒白芍15g,合欢皮12g。7剂,水煎服,每日1剂。

按:脾胃为气血生化之源,肝气郁结,气逆犯胃,脾不能升清布散水谷之精微,故食欲不振,面色苍白。肝郁日久,扰乱神明,故失眠,心神不宁,时时欲悲。方中小麦为君药,养心阴,益心气,安心神,除烦热。甘草补益中气,甘缓和中,养心安神。大枣甘润缓急,坚志除烦。炒枣仁、龙齿养心宁神,合欢皮、炒白芍、甘松疏肝解郁,理气安神。另嘱患者怡情悦性,配合药物治疗,定会收效。《金匮要略》用此方以治脏躁,恰合"肝苦急,急食甘以缓之"之意。

二诊:药后症情明显好转,夜寐转安,食欲稍振,情绪稳定,可主动与亲人交谈,嘱上方继进,加炙远志10g,以增强宁神益志、散郁化痰之功。

【病案二】

汤某,女,24岁。

患病已3天,自觉喉中似有物阻,吞之不下,吐之不出,喉中梗阻不利,胸部闷热,嗳气则舒,纳谷不香,二便自调,脉缓弦,舌苔白厚腻,质偏红。辨证属痰气交阻,蕴于咽喉。

治法:疏肝解郁,理气化痰。

处方:柴胡6g,生白芍10g,枳壳10g,竹沥10g,清半夏10g,橘红6g,云苓10g,川朴6g,绿萼梅10g,旋覆花10g(包煎),香附10g。3剂,水煎服,每日1剂。

二诊:药后上述症状减轻,胸部稍闷,纳谷尚好,二便自调,舌苔黄厚腻,舌质偏红,脉弦缓。辨证属肝气夹痰,气机痹阻。

治法:化痰理气,疏肝解郁。

处方:生白芍10g,枳壳10g,竹沥10g,半夏10g,苏梗6g,川朴6g,云苓10g,橘红6g,绿萼梅10g,旋覆花10g(包煎),全瓜蒌12g,淡竹茹10g,淡黄芩10g。4剂,水煎服,每日1剂。

按:加入淡竹茹,配伍竹沥、半夏,化湿清热,以和中阻。

【病案三】

瞿某,女,36岁。

一年前第二次分娩后,精神受到刺激,导致咽喉似有物梗阻,胸部闷痛,头晕、头胀、头痛,心烦易怒,夜寐梦多,纳谷尚可,二便自调,舌苔薄白、质淡红,脉弦滑。辨证属肝气郁结,痰气交阻,气滞络痹。

治法:疏肝理气,化痰和络。

处方:生白芍12g,竹沥10g,半夏10g,川朴6g,苏梗10g,生麦芽12g,绿萼梅 10g,合欢皮 12g,瓜蒌皮 12g,炒苏子 12g,陈皮 6g,夜交藤 12g。5 剂,水煎服,每日 1 剂。

按:本病属中医梅核气范畴,西医可诊为慢性咽炎,除服中药外,另嘱患者悦情志,避免精神刺激以利康复。

二诊:药后咽喉似有物阻、哽哽不利较前略有改善,胸闷气憋、头胀、头痛均减,纳谷尚可,夜寐亦安,二便自调,舌苔薄白、质淡红,脉细弦。效不更方,上方加威灵仙 10g、菖蒲 12g、郁金 10g,5 剂,水煎服,每日 1 剂,以增疏肝解郁、化痰理气之功。

【病案四】

王某,男,30 岁。

患病一年余,咽喉似有异物,吞之不下,吐之不出,梗阻不利,此乃梅核气之征。口干欲饮,胸闷,时欲太息,胃脘隐痛,纳谷不馨,大便自调,小便时黄,舌苔薄白,舌质淡红,脉细弦,肠道未发现病理改变。辨证属肝郁痰凝,气滞络痹,有郁久化热之端倪。

治法:疏肝解郁,化痰和络。

处方:炒柴胡 3g,炒白芍 10g,黛蛤散 10g(先煎),全瓜蒌 15g,旋覆花 10g(包煎),淡竹茹 10g,绿萼梅 10g,炒苏子 10g,合欢皮 12g,甘草 3g。4 剂,水煎服,每日 1 剂。

【病案五】

翟某,女,32 岁。

梅核气病已历载余,刻下咽喉梗阻不利,胸闷,头昏头胀,心烦易怒,夜寐梦多,舌苔白厚腻,舌质淡红,脉弦滑。辨证属肝气郁结,痰气互结,气滞络痹,有郁久化热之端倪。

治法:疏肝理气,化痰和络。

处方:炒柴胡 6g,生白芍 12g,旋覆花 12g(包煎),代赭石 12g(先煎),决明子 12g,白蒺藜 12g,绿萼梅 10g,黛蛤散 12g(包煎),全瓜蒌 12g,合欢皮

12g,广郁金 10g,夏枯草 10g。5 剂,水煎服,每日 1 剂。

按:郁金清热,除具有引气解郁之效外,另有凉血破瘀之功,用于此证较宜。

二诊:药后咽喉梗阻感、胸闷均减轻。刻下:头晕头胀,心烦易怒,夜寐不佳,纳谷尚可,二便自调,舌苔厚微腻,脉细弦。辨证属肝气郁滞,痰浊蕴阻,上扰清窍。

治法:仍宗前方化裁。

处方:夏枯草 12g,决明子 12g,白蒺藜 12g,代赭石 30g(先煎),黛蛤散 12g(包煎),炒竹茹 12g,炒黄芩 6g,竹沥 10g,半夏 10g,绿萼梅 8g,合欢皮 12g,知母 10g,炒枣仁 30g。4 剂,水煎服,每日 1 剂。

嘱其怡情悦性,诸恙渐愈。

按:白蒺藜疏肝解郁,具平肝明目镇痛之功。

【病案六】

齐某,女,57 岁。

食欲不振,时而泛恶,脘闷肢倦,喉中似有物梗阻,口干不欲饮,且有秽唾,时而呕吐,二便自调,舌苔黄厚腻,舌质红,脉细弱。辨证属肝郁气滞,湿浊中阻,胃失和降。

治法:疏肝解郁,化痰和胃。

处方:竹沥 10g,半夏 10g,炒竹茹 10g,绿萼梅 8g,炙刀豆子 10g,佩兰 8g,青皮 5g,陈皮 5g,旋覆花 10g(包煎),代赭石 30g(先煎),生麦芽 30g,麦冬 12g。4 剂,水煎服,每日 1 剂。

按:麦冬具有清热、滋阴、生津之功。

【病案七】

张某,女,29 岁。

有关节炎病史,刻下食欲不振,胸闷口干,时欲太息,时而泛恶,头晕肢倦,心悸寐差,二便自调,舌苔薄白,舌质红,脉弦缓。辨证属肝气郁滞,胃失和降。

治法:疏肝解郁,和胃降逆。

处方:软柴胡6g,炒白芍10g,炒枳壳6g,旋覆花10g(包煎),代赭石10g(先煎),绿萼梅10g,合欢皮12g,白蒺藜10g,淡竹茹10g,生麦芽20g。3剂,水煎服,每日1剂。

【病案八】

袁某,女,58岁。

原有风湿性关节炎病史,服药酒后关节疼痛愈。有高血压病史5年。刻下,右上腹部隐痛间作,口干口苦,喉中痰多,夜不能寐,心烦易怒,齿龈渗血,大便干,小便黄,舌苔黄厚腻,舌质偏红,脉细弦。辨证属肝阴不足,肝阳夹痰。

治法:滋阴柔肝,清化痰热。

处方:生地12g,枸杞子12g,菊花12g,地骨皮12g,黛蛤散12g(包煎),炒竹茹12g,茯神10g,毛橘红10g,炒黄芩10g,生白芍10g,夜交藤30g,玄参15g。4剂,水煎服,每日1剂。

按:地骨皮能清热凉血,退骨蒸烘热,《本草纲目》云其"去下焦肝肾虚热"。孙老指出,此药不仅有上述之功,还能降压,用于该患者最为适当。方中加入玄参以增强滋阴清火之效。

二诊:药后口干口苦明显减轻,喉中痰多已愈,心烦易怒已轻,夜寐亦安,二便自调,舌苔薄白,舌质红,脉细弦,继进上方巩固疗效。5剂,水煎服,每日1剂。

【病案九】

王某,女,45岁。

近年来自觉咽喉似有物阻,吞咽欠利,咽喉灼热疼痛。外院中医诊断为梅核气,西医诊断为慢性咽炎。经用西药多种抗生素治疗月余,效不显著。遂改服中药汤剂及中成药治疗三月余,症情仍无变化。查其所服中药不外清热解毒、滋阴润燥之品,为玄麦甘桔颗粒、牛黄解毒片、黄氏响声丸、金银花、连翘、板蓝根、生地黄、麦冬、玄参等药物,后赴外院专科诊治,仍诊断为慢性咽炎。经中西医结合治疗月余,仍未收效,急赴我院门诊治疗。

刻下:患者咽喉不利,似有物阻,喉中哽哽不利,齿龈肿痛,口唇内外干燥,头痛较甚,头重寐差,纳谷尚可,二便自调,舌苔白厚,质淡红,脉细滑。查:咽部不红不肿,扁桃体不肿大,牙齿不动摇,咽壁滤泡增生。此系起于风热,长期过用苦寒之药后,使其真阳下虚,火不归元,虚阳上浮之症。

治法:温经通阳,降逆散结。方用麻黄附子细辛汤加味主之,以观其效。

处方:炙麻黄6g,炮附子5g(先煎久煎),细辛3g,枳实12g,威灵仙10g,川贝母3g,浙贝母15g,甘草3g。7剂,水煎服,每日1剂。

按:方中麻黄发汗解表,炮附子温经助阳,更用细辛通彻表里,内散少阴寒邪,外解太阳之表,三药合用,风寒得以表散,又固护里阳,发中有补,使表解而又无损于阳。

二诊:药后症情明显好转,头痛头重大减,咽喉灼热疼痛减轻,咽喉似有物阻感亦轻,夜寐转安,纳谷尚可,二便自调,舌苔白厚,质淡红,脉细滑。此乃下焦阳气未复,寒痰未尽之象,嘱予真武汤温阳渗湿利水主之,使其寒痰尽而阳气复。

处方:茯苓9g,炮附子6g(先煎久煎),炒白芍6g,炒白术9g,威灵仙10g,川贝母3g,浙贝母15g,生姜5g,紫苏梗6g,蝉蜕6g。10剂,水煎服,每日1剂。

三诊:头痛已愈,有时前额稍重,咽喉灼热疼痛消失,喉中哽哽不利明显减轻,纳谷尚可,夜寐转安,二便自调,舌苔白厚腻已化,质淡红,脉细滑。继用上方,巩固疗效。10剂,水煎服,每日1剂。

四诊:药后诸恙悉除,头痛头重已愈,咽中不适消失,纳谷尚可,夜寐已安,精神转振,二便自调,舌苔薄白,质淡红,脉沉细。嘱患者怡情悦性,慎起居,避风寒,注意饮食调摄。停药后观察2个月,上症未再复发。

第二节 血 证

血证是指血不循经,自九窍排出体外,或渗溢于肌肤的一类出血性疾病。在古代医籍中亦称血病或失血。根据出血部位的不同而有齿衄、鼻衄、肌衄、咳血、吐血或呕血、便血、尿血之称。

【病案一】

郭某,男,14岁。

患过敏性紫癜间作两载余。刻下:患者四肢见针尖大小皮下紫斑,无腰膝酸痛,面色萎黄,神疲乏力、口干欲饮,夜寐梦多,纳谷尚可,二便自调,舌苔薄白、质红,脉细滑,多次化验肾功能均正常,尿常规未发现异常。辨证为血热郁结肌肤。

治法:清热凉血,退斑为法。方选犀角地黄汤化裁。

处方:水牛角20g(先煎),生地12g,丹皮12g,赤芍12g,白茅根30g,小蓟30g,紫草15g,茜草15g,旱莲草15g,藕节15g,地肤子15g,甘草3g。7剂,水煎服,每日1剂。

按:方中水牛角的功效与犀角相似,故用其代替犀角,水牛角味苦,性寒,能清心、肝、胃三经大热,尤善清解血分热毒及心经热邪,常用于病毒性高热、病毒性出疹性疾病、紫癜等,效佳。热入营血,故配生地、丹皮、赤芍、紫草以凉血解毒,旱莲草有止血凉血、祛瘀生新功效,加藕节、地肤子以增强凉血止血退斑之功。

二诊:四肢紫斑明显减少,新斑未再出现,口干减轻,夜寐尚安,二便自调,继用上方加仙鹤草15g。7剂,水煎服,每日1剂。仙鹤草为止血要药,此药止中有行,兼擅活血之长,止血化瘀、退斑,治疗过敏性紫癜效佳。

三诊:药后四肢紫斑明显减少,新斑未现,口干消失,夜寐转安,二便自调。药获效机,上方继服,7剂,水煎服,每日1剂。

四诊:服药3周后,诸恙悉除,口干消失,纳谷正常,夜寐亦安,二便自调,嘱继用上方,7剂,水煎服(间日一剂),以善其后。随访2个月,上症未见复发。

【病案二】

陈某,女,36岁。

原有血小板减少病史,经常牙龈渗血,在当地医院治疗病情转好,血小板基本正常,刻下头晕目眩,心悸寐差,口中有血腥味,纳谷欠佳,舌苔薄白,舌尖有瘀点,舌质偏红,脉沉细。辨证属营分郁热,气阴两虚。

治法:清营凉血,滋阴益气。方选玉女煎加味。

处方:枸杞子12g,菊花12g,墨旱莲12g,女贞子10g,丹皮10g,生地12g,生石膏30g(先煎),知母10g,麦冬15g,炒栀子10g,夏枯草15g,决明子12g,夜交藤20g。4剂,水煎服,每日1剂。

按:此患者为营分郁热,胃阴不足,可取玉女煎加味。生石膏配知母清泻肺胃湿热,并能除烦养阴,加麦冬增强养阴清热之功。

二诊:药后病情明显好转,齿衄渐平,下肢紫癜消失,纳谷尚可,夜寐亦佳,化验血常规、血小板均基本正常,二便自调,舌苔薄白,质淡红,脉沉细。上方继进,巩固疗效。6剂,水煎服,每日1剂。

【病案三】

张某,男,12岁。

半年来,两下肢皮肤发现小出血点或大小不等紫斑,双下肢酸重无力,腰背酸痛,右下肢外踝浮肿,纳谷少思,小便黄赤,有时如洗肉血水样,舌苔黄厚腻,质红,脉弦细。化验尿常规:蛋白(+),红细胞满视野,白细胞少许,可见颗粒管型少许。粪便隐血试验(−)。西医诊断为过敏性紫癜性肾炎。中医诊断为紫斑,证属风湿热毒炽盛入血,毒气熏蒸肌肤,迫血外溢。

治法:清热解毒,凉血祛湿。方选四物汤加味主之。

处方:生地黄12g,赤芍10g,当归10g,川芎3g,白茅根30g,小蓟30g,水牛角12g,柴胡10g,防风10g,生薏苡仁30g,牡丹皮12g,仙鹤草12g。7剂,水煎服,每日 1 剂。

按:方以四物汤为主,养血活血,柴胡、防风除风邪,牡丹皮、白茅根、小蓟、仙鹤草等清热解毒,凉血止痛,起脱敏作用,生薏苡仁健脾利湿,水牛角清热镇静、凉血消斑。

二诊:药后双下肢紫斑颜色变浅变淡,点状出血点变为淡黄色,有些消失,双下肢体力渐增,食欲渐振,大便自调,小便淡黄色,舌苔黄厚腻渐化,质淡红,脉细数。右下肢皮肤触之稍感粗糙,嘱上方继进,去仙鹤草,加浮萍草 12g,地肤子 30g,怀牛膝 6g。7 剂,水煎服,每日 1 剂。

三诊:患者双下肢紫斑渐消,针尖样出血点几乎消失,纳谷尚可,腰背疼痛减轻,右下肢外踝浮肿消失,大便自调,小便稍黄,舌苔薄白,根稍厚腻,质淡红,脉沉细。嘱上方加玉米须 30g,茯苓 15g,白术 15g,山茱萸 12g,以培土治水,补益脾肾。7 剂,水煎服,每日 1 剂。化验尿常规:白蛋白(±),白细胞(−),红细胞少许,血常规正常。

四诊:经 20 余天治疗后,下肢紫斑消失,精神转振,体力渐复,食欲转振,二便自调,舌苔薄白,质淡红,脉沉细。化验尿常规:蛋白微量,余(−),肾功能正常。继用上方,巩固疗效。

【病案四】

冯某,女,68 岁。

小便带血旬余。昨天小便,仍红赤,今日稍平,无尿路刺激征,无频急之象,化验尿常规:白细胞少许,红细胞偶见。腰部疼痛,手足心热,形体消瘦,食欲尚可,大便干,舌苔薄,舌质淡红,脉弦。辨证属肾阴不足,络脉受损。

治法:滋阴益肾,止血和络。

处方:墨旱莲 20g,女贞子 12g,枸杞子 12g,大蓟 12g,小蓟 12g,生地 12g,生槐花 12g,木通 3g,藕节 10g,炒蒲黄 6g(包煎),生首乌 15g,当归 12g,全瓜蒌 20g,白芍 10g。5 剂,水煎服,每日 1 剂。

嘱:此患者年迈,小便带血,无尿路刺激征,无尿频尿急之象,形体消瘦明显,故建议做膀胱镜检查,以排除恶性病变。

【病案五】

庄某,女,19 岁。

鼻衄两天,原有高血压病史,经常打喷嚏、流清涕,现正值经期,昨日鼻衄量多,色鲜红,夹有血块,头晕心烦,口干不欲饮,食欲不振,大便偏干,小便稍黄,舌苔黄,舌质红,脉弦数。鼻为肺之窍,肝火犯肺,阳络受损,血热妄行,不行经道,故血上溢,鼻衄乃作,属中医"经行吐衄"(亦称"倒经")范畴。

治法:泻肝清肺,止血固络。方选《傅青主女科》顺经汤加味主之。

处方:当归 10g,生地 12g,炒白芍 10g,丹皮 12g,沙参 6g,茯苓 10g,桑白皮 12g,炒栀子 6g,荆芥炭 6g,黄芩 12g,代赭石 30g(先煎),白茅花 30g,怀牛膝 10g。5 剂,水煎服,每日 1 剂。

按:代赭石性味苦寒,有镇逆平肝、止血固络功效,既治吐衄,又治肝阳上亢所致头晕目眩、心烦耳鸣。

二诊:药后鼻衄即止,头晕心烦明显减轻,纳谷尚可,月经正常,舌质正常,二便自调,舌苔薄白,舌质淡红,脉弦,继用上方去荆芥炭、白茅花,加红花 6g,巩固疗效。7 剂,水煎服,每日 1 剂。

三诊:头晕目眩未作,月经如期来潮,色质正常,倒经已愈,纳谷尚可,二便自调,舌苔薄白,质淡红,脉弦细。嘱用调经二号 50ml,一日三次口服,暖宫逐瘀丸 6g,一日三次口服。

【病案六】

章某,女,34 岁。

鼻衄两天,色鲜红,量不多,伴头晕目眩,口干口苦,心烦易怒,纳谷不馨,夜寐不佳,四肢乏力,气短懒言,二便自调。舌苔黄厚腻,舌质红,脉细弦。辨证属肝旺肺热,气阴两虚。

治法:补益气阴,清肝泻肺。

处方:北沙参 12g,枸杞 12g,菊花 12g,麦冬 10g,生白芍 10g,白茅根 30g,墨旱莲 30g,太子参 12g,炒黄芩 10g,藕节炭 10g,仙鹤草 15g,丹皮 10g,怀牛膝 12g,炒栀子 6g。3 剂,水煎服,每日 1 剂。

按:治疗鼻衄,墨旱莲、怀牛膝为必用之药。牛膝引血下行,治疗鼻衄及倒经效佳;墨旱莲养阴清热止血。炒栀子、黄芩苦寒泻火,凉血止血效显。

【病案七】

周某,女,48岁。

原有高血压、甲状腺功能亢进病史,刻下鼻衄两天,色鲜红量一般,咳嗽痰多,头晕目眩,口干欲饮,午后面部烘热,夜寐纷纭,纳谷尚可,二便自调,舌苔白厚腻,舌质淡红,脉弦滑。辨证属肝火犯肺,阳络受损。

治法:清肺泻肝,止血固络。

处方:桑白皮10g,地骨皮15g,黛蛤散15g(包煎),丹皮10g,白茅根30g,炒黄芩10g,山栀炭6g,生地12g,枸杞12g,菊花12g,夏枯草12g,瓜蒌皮12g,羚羊角粉0.2g(冲服)。4剂,水煎服,每日1剂。

按:山栀炭,凉血止血效佳。

第三节 消 渴

消渴是以口干多饮、多食、多尿,或伴体重减轻甚至消瘦为主症的病证。本病常因禀赋不足、饮食不节、情志失调和劳逸失度,以致阴津亏耗、燥热偏盛而发。

【病案一】

王某,女,58岁。

小便频数,形体消瘦半载。患者近半年来,口干多饮,小便频多,形体渐瘦,多食易饥,腰膝酸软,周身酸楚乏力,偶有耳鸣现象,皮肤干燥,时有皮肤瘙痒,大便正常,舌红少苔,脉细数。查空腹血糖:7.3mmol/L,餐后两小时血糖:12.5mmol/L,糖化血红蛋白:7.2%。辨证属肾阴亏虚,肾失固摄。

治法:滋阴固肾。方用六味地黄汤加味。

处方:熟地15g,山茱萸12g,枸杞子10g,五味子6g,怀山药15g,茯苓

12g,泽泻 12g,丹皮 12g,天花粉 15g,玄参 10g,石斛 12g,玉竹 12g。7 剂,水煎服,每日 1 剂。

按:腰为肾之府,为肾所主,膝为筋之府,为肝所主,筋骨失养,故腰膝酸软无力;肝肾不足,精血失于濡养,水谷精微不能营贯于肌肤,故皮肤干燥,津液不能上承,故口渴欲饮;肝肾亏损,开阖失司,故小便多。本例为消渴(下消)肾阴亏虚证。盖阴虚火旺,炼液伤津,方用六味地黄汤滋阴养肾,方中三补之药,山药补脾阴而摄精微,熟地滋肾填精,山萸肉养肝肾益精,三药合用以达三阴并补之功;又配茯苓淡渗脾湿以助山药益脾,泽泻清泄肾火以防熟地之滋腻,丹皮清泻肝火又制山萸肉之温,共为佐使,这是三泻。佐以天花粉、石斛、玄参、玉竹,有滋阴、生津、泻火之功。

【病案二】

梁某,男,72 岁。

患 2 型糖尿病 30 年。近 1 个月来口干舌燥、烦躁多饮、多尿,消谷善饥、消瘦、乏力,大便秘结。舌质红而干,少苔,脉滑数或细数。辨证属肺胃津伤,阴虚火旺。

治法:清肺养胃,生津止渴。方选玉女煎加减。

处方:生地 12g,寸冬 12g,天花粉 15g,芍药 15g,黄芪 20g,黄芩 15g,连翘 12g,知母 12g,丹参 15g,五味子 15g。7 剂,水煎服,每日 1 剂。

按:此患者为消渴,其病理性质是阴虚燥热。消渴病治疗时要结合饮食、运动和药物,特别要进行糖尿病健康教育,嘱患者畅情志,调饮食,适劳逸。

【病案三】

刘某,女,75 岁。

糖尿病已历十载,迭经西药治疗,血糖控制不佳。化验尿常规:尿糖(+),白细胞(+),红细胞少许。刻下:口干欲饮,面部烘热,腰酸背疼,纳谷一般,夜寐尚好,小便量一般,大便自调,舌苔中剥,质红,脉沉弦。辨证属肾阴不足,虚火上扰。

治法:滋阴降火。

处方:生地 12g,枸杞子 10g,知母 12g,黄柏 10g,玄参 15g,麦冬 10g,石斛 12g,山药 15g,花粉 15g,北沙参 12g,地骨皮 10g。5 剂,水煎服,每日 1 剂。

二诊:药后病情减轻未平,尿常规示尿蛋白(+),白细胞(+),红细胞偶见,尿糖(+)。刻下口干欲饮,面部烘热,背部酸楚,纳谷一般,夜寐尚好,小便量一般,大便自调,舌苔少,舌质红,脉沉弦。辨证同前。

治法:滋阴降火。

处方:生地 15g,枸杞子 12g,知母 12g,黄柏 10g,麦冬 12g,石斛 15g,玄参 15g,花粉 15g,玉竹 12g,怀山药 15g,地骨皮 12g,怀牛膝 12g,制首乌 15g。5 剂,水煎服,每日 1 剂。

嘱:服药之外当薄滋味。

按:消渴虽有上中下之分,其实不越阴虚阳亢,津涸热淫而已。而张景岳认为:"凡治消之法,最当先辨虚实。若察其脉证,果为实火,致耗津液者,但去其火,则津液自生而消渴自止。若由真水不足,则悉属阴虚,无论上中下,急宜治肾,必使阴气渐充,精血渐复,则病必自愈。若但知清火,则阴无以生,而日见消败,益以困矣。"(《景岳全书·三消干渴》)实际上本病属实火的病例甚少,即使有实火可能,用苦寒之药,亦只有中病即止,不可过用。

【病案四】

张某,男,52 岁。

患糖尿病五载有余。近日来腰膝酸楚,肢倦乏力,口干舌燥,纳谷尚可,小便频数,大便自调,舌苔薄黄,舌质偏红,脉细数。辨证属肾阴亏虚,摄纳不固。

治法:益肾养阴,收纳固摄。

处方:生地 12g,山萸肉 12g,山药 15g,丹皮 12g,泽泻 10g,茯苓 10g,黄柏 7g,石斛 6g,苍术 12g。5 剂,水煎服,每日 1 剂。

按:精气亏虚,肾阴被耗,肾之摄纳不固,约束无权,故小便频数;肾阴亏虚,相火妄动,则口干舌燥、舌红。

二诊:药后病情好转,口干舌燥减轻,小便频数稍轻,上方山药加至30g,山萸肉加至18g。山药能益脾阴而摄精微,山萸肉能收敛肝气,不使水谷精微下流。

三诊:诸恙均减,纳谷尚可,腰膝酸楚乏力症状消失,二便自调,舌苔薄白,舌质红,脉沉细。上方继进,5剂,水煎服,每日1剂。

四诊:化验尿常规正常,尿糖(-),空腹血糖正常,诸恙悉除。继用上方,巩固疗效,5剂,水煎服,每日1剂。

【病案五】

汪某,女,58岁。

患糖尿病五载余,现查空腹血糖10.8mmol/L,尿糖(+++)。曾服二甲双胍、苯乙双胍等药物治疗,症状减轻,但血糖、尿糖仍不正常。患者长期精神紧张,胸闷气憋,每日食量250~350g,形体日渐消瘦。刻下:多饮、多汗、多尿,面色萎黄,形体瘦弱,神疲肢倦,心烦易躁,口干寐差,大便不爽,舌质紫气,舌下静脉怒张,舌面乏津少苔,脉沉细。

中医诊断:消渴;**西医诊断**:2型糖尿病。

病机:肝气郁结,郁久化火,火热炽盛,上灼胃津、下耗肾液,终致精亏液竭。

治法:滋阴清热,柔肝化瘀。增液汤加味主之。

处方:生地黄12g,天冬10g,麦冬10g,苍术10g,玄参10g,黄芪12g,山药12g,怀牛膝10g,五味子6g,茯苓10g,当归12g,黄柏7g,石斛6g。7剂,水煎服,每日1剂。

按:方中苍术治糖尿病以其有"敛脾精"的作用,苍术药性虽燥,但配伍玄参之润,可制其短而用其长,二药配伍降血糖疗效甚佳。黄芪配山药是取黄芪补中益气及紧腠理的作用,与山药一起,可益气阴、固肾精,两药相合,益气生津,健脾补肾,涩精止遗,使尿糖转阴。

苍术健脾燥湿,黄柏苦寒清热,两药配合补中有消,既有燥湿之功,又有滋补生津之效,石斛滋阴养胃,茯苓淡渗健脾,安神宁志,与生地、五味子相合,作用于肺脾肾诸脏,可使水谷运化正常,三消之症可除。

二诊:药后心烦易躁减轻,饮水量较前减少,纳谷尚可,仍易于汗出,夜寐转安,大便自调,小便较前略少,舌苔厚,质紫气,脉沉细。继用上方加浮小麦60g、生牡蛎30g(先煎)。10剂,水煎服,每日1剂。嘱患者悦情志,食后适当运动,注意饮食调摄。

三诊:药后精神转振,体力渐复,心情好转,纳谷尚可,自汗症状消失,多饮多尿症状明显好转,大便自调,舌苔薄白,质紫气,脉沉细。上方继进,10剂,水煎服,每日1剂。

四诊:复查空腹血糖7.2mmol/L,尿糖(+),药后诸恙均减,纳谷尚可,夜寐尚安,二便自调,舌苔薄白,质紫,脉沉细。上方继进,10剂,水煎服,每日1剂。

1个月后随诊,患者自述血糖、尿糖数值稳定,无其他不适症状,体重渐复,情志畅,治疗效佳。

第四节　盗　汗

盗汗,又名寝汗。指睡中汗出,醒则汗止的病证。多见于虚劳,以阴虚者为多。

【病案】

朱某,男,46岁,职员,2019年11月20日初诊。

头晕头痛,夜间盗汗两月余。患者近两个月来头晕头痛,肢倦乏力,夜多盗汗,醒后则止,口干口苦,心悸怔忡,腰部疼痛,牙齿松动,足跟时痛,纳谷尚可,夜寐梦多,大便自调,小便频数,舌苔薄白,质红偏干,中少津,脉沉细。曾在外院诊为"神经衰弱"。曾服用西药、中成药,效果不明显。病机:肾气亏虚,虚火上炎,心肾不交。

治法:滋阴补肾,滋元阴而交肾阴。六味地黄汤加味主之。

处方:生熟地各12g,山茱萸10g,牡丹皮10g,泽泻10g,茯苓10g,五味子10g,芡实15g,菟丝子15g,覆盆子12g,生龙骨30g(先煎),生牡蛎30g(先煎)。7剂,水煎服,每日1剂。

按:上方中生熟地补肾水,山茱萸温涩肝肾,泽泻宣泄肾浊以济之,牡丹皮清泻肝火以佐之,山药收涩脾经,茯苓淡渗脾湿以和之,五味子敛心气,芡实、菟丝子、覆盆子等滋阴强肾,生龙骨、生牡蛎敛阴,固表止汗,诸药配伍,药证合拍。

二诊:上药服后,诸恙均减,夜间盗汗明显减轻,头晕头胀等症均减,腰痛亦轻,纳谷尚可,二便自调,舌苔薄白,质淡红,脉沉细。继用上方,巩固疗效。7剂,水煎服,每日1剂。

三诊:夜间盗汗已止,心悸怔忡未作,腰痛大减,纳可,精神转佳,夜寐亦安,二便自调,舌苔薄白,质淡红,脉细弦。效不更方,继用上方,巩固疗效。7剂,水煎服,每日1剂。

第五节 内 伤 发 热

内伤发热是指非外感因素直接所致的以发热或自觉发热而体温并不升高为主要临床表现的病证。

【病案一】

张某,男,74岁,农民。

低热半年余,经中西医多方治疗未愈,仍出现低热不退,多次化验血常规、肝肾功能、血糖、风湿、类风湿、免疫全套检查,均正常,血沉74mm/h,较高。患者形体瘦弱,神疲肢倦,易于汗出,口渴多饮,心烦易躁,无咳嗽咳痰,食欲不振,大便干燥,小便偏黄,舌红无苔,中裂乏津,诊其脉轻按细弦,重按无力。辨证为热灼肾水,真阴亏损,津液不足,虚阳浮越。

治法:养阴清热,固表生津,辅以润肠通便。方选《伤寒论》白虎人参汤加减。

处方：太子参 15g，生地 12g，麦冬 10g，五味子 12g，丹皮 12g，玄参 12g，金银花 15g，连翘 12g，知母 10g，黄芩 12g，生石膏 18g（先煎），白薇 12g，当归 15g，生白术 15g，陈皮 6g，粳米为引。7 剂，水煎服，每日 1 剂。

按：宗"急则治其标，缓则治其本"之旨，应扶正祛邪，标本兼治。方中太子参益气生津；麦冬甘寒清热养阴；五味子酸温，敛肺止汗；生地、玄参凉血清营，滋阴降火；佐黄芩、金银花、连翘、白薇等清热解毒之品；石膏、知母清阳明经热，除热盛之烦躁；生白术、陈皮、当归通理壅滞，通腑泄热。另嘱患者忌食油腻之物，怡情悦志，以利身体康复。

二诊：药后症状明显好转，口渴多饮较前减轻，食欲稍振，自汗减少，夜寐亦安，仍口燥唇干，测体温 37.2℃，舌红少苔，脉细弦，嘱予上方增损之。

处方：太子参 15g，麦冬 10g，五味子 12g，丹皮 12g，玄参 12g，炒栀子 6g，金银花 15g，连翘 12g，知母 10g，黄芩 12g，生石膏 18g（先煎），白薇 12g，防风 3g，生白术 15g，陈皮 6g。7 剂，水煎服，每日 1 剂。

按：药后患者大便畅，原方去当归；患者仍口燥唇干，加炒栀子 6g、防风 3g 以清泄脾胃之积热，佐用防风 3g（小剂量），以疏散伏火，亦有"火郁清之"之义。

三诊：治疗半个月后，患者体温恢复正常，口燥唇干消失，食欲渐振，复查血沉正常（12mm/h），血常规、肝肾功能、血糖、风湿、类风湿、免疫全套检查均正常，诸恙悉除，二便自调，舌苔薄白，质淡红，脉细弦，嘱继用上方 7 剂，巩固疗效，每两日一剂，水煎服，以善其后。

【病案二】

赵某，女，27 岁。

低热三年有余，体温 37.3～37.8℃，多次检查，原因不明。刻下胁腹胀痛，口干口苦，胸脘满闷，叹气则舒，时欲太息，月经延期，纳谷尚可，时而欲呕，现测体温 37.5℃，舌苔白滑，舌质偏红，脉细弦。辨证属痰湿内蕴，气郁化热。

治法:理气清热,渗湿化痰。

处方:丹皮 10g,炒栀子 10g,炒黄芩 10g,淡竹茹 10g,软柴胡 6g,薄荷 6g(后下),当归 10g,生白芍 10g,黛蛤散 12g(包煎),云苓 12g。4 剂,水煎服,每日 1 剂。

二诊:体温 37.5℃ 左右,胁腹胀痛,胸闷脘胀,口干口苦,午后低热,寒热往来,喉中痰量减少,纳谷尚可,二便自调,舌苔薄白,舌质红,脉弦。痰湿渐退,暂按邪伏少阳,机枢不利之咎,治法和解少阳。

处方:软柴胡 10g,姜半夏 12g,党参 12g,黄芩 12g,甘草 3g,生姜 3g,大枣 3 枚,藿香 6g,佩兰 6g。5 剂,水煎服,每日 1 剂。

三诊:低热渐平,现测体温 36.5℃,胸脘满闷减轻,两胁胀痛消失,精神转振,纳谷尚可,二便自调,舌苔薄白,舌质淡红,脉弦。上方继进,巩固疗效。

第八章　肢体经络病证

第一节　痹　　证

痹证是由于风、寒、湿、热等邪气痹阻经络,导致以肢体筋骨、关节、肌肉等处发生疼痛、重着、酸楚、麻木,或关节屈伸不利、僵硬、肿大、变形等为主症的疾病。

【病案一】

陈某,女,62 岁。

原有高血压、风湿性关节炎病史,血压 128/84mmHg。刻下:两下肢关节疼痛较甚,气候交变尤甚,局部不红不肿,活动欠利,得温痛减,有时腰痛,头胀,纳谷尚可,二便自调,舌苔薄,舌质淡红,脉细弦。查抗 O 试验,结果示 833U,血沉 26mm/h,类风湿因子(RF)无异常。辨证为肝阴不足,寒湿痹阻,气血运行不畅。

治法:滋补肝肾,舒经活络,调畅气血。

处方:豨莶草 15g,鸡血藤 12g,络石藤 12g,杜仲 12g,怀牛膝 12g,桑寄生 15g,桑枝 10g,生薏苡仁 12g,丝瓜络 10g,炒白芍 10g,当归 10g。3 剂,水煎服,每日 1 剂。

二诊:药后病情明显好转,两膝关节疼痛减轻,仍腰痛活动不利,纳谷尚可,二便自调,舌苔薄白,舌质淡红,脉细弦,上方加枸杞 6g,川断 12g,忍冬藤 12g。6 剂,水煎服,每日 1 剂。

三诊：腰膝疼痛明显好转，现复查风湿全项已恢复正常，抗 O 试验正常，血沉 18mm/h，黏蛋白正常，RF 无异常，纳谷尚可，夜寐亦安，头胀头痛消失，二便自调。舌苔薄白，舌质淡红，脉细弦，上方继服，巩固疗效。6 剂，水煎服，每日 1 剂。

【病案二】

雷某，女，63 岁。

恙已月余，肩背疼痛，腰脊酸楚，四肢痹痛，活动受限，头晕目眩，纳谷欠佳，二便自调，舌苔白厚腻，舌尖红，脉细弦。辨证属寒湿邪袭，络脉痹阻。

治法：疏风寒，调络脉。

处方：鸡血藤 12g，海风藤 12g，防己 10g，防风 10g，羌活 10g，独活 10g，威灵仙 12g，仙鹤草 12g，川牛膝 10g，豨莶草 15g，姜黄片 6g，生苡仁 12g。4 剂，水煎服，每日 1 剂。

【病案三】

金某，女，51 岁。

患者有低血压病史，现测血压 108/80mmHg。刻下：两手麻木，右肩关节酸痛，活动受限，头晕目眩，腰疲肢倦，夜寐梦多，纳谷不馨，二便自调，舌苔薄白，脉细弦。辨证属肝肾精血不足，筋骨失于濡养。

治法：柔肝益肾，舒筋活络。

处方：生地 12g，熟地 12g，白芍 12g，当归 10g，鸡血藤 15g，桑枝 10g，姜黄 6g，络石藤 10g，怀牛膝 10g，桑寄生 12g，枸杞子 12g，菊花 12g，制首乌 12g，豨莶草 15g。3 剂，水煎服，每日 1 剂。

按：豨莶草有祛风湿、利筋骨之功，治中风。临床见头目眩晕、肢节麻木患者，方中可加豨莶草。

【病案四】

亓某,女,48岁。

患者农历六月初诊,天气炎热。刻下:双下肢膝盖以厚棉垫覆盖包裹,双脚穿厚棉鞋来诊,自言两年前产后受大寒,以致夏季天气炎热依然不能减衣,时时畏寒感,四处求医,多处检查,均未发现异常,久经治疗,收获不显。虽天气炎热,滴汗不出,少气懒言,面黄无华,纳谷尚可,二便自调,舌苔白厚腻,质淡嫩,脉沉细无力。辨证为产后体虚,风寒湿邪,侵袭经络。

治法:温通经络,调和气血。方选《备急千金要方》独活寄生汤化裁。

处方:独活12g,桑寄生12g,秦艽12g,防风10g,细辛3g,麻黄6g,桂枝6g,炒白芍15g,伸筋草12g,乌梢蛇7g,寻骨风10g,露蜂房10g,杜仲12g,怀牛膝12g。7剂,水煎服,每日1剂。

二诊:药后双膝冷痛稍轻,身体轻微出汗,纳谷尚可,手足欠温,夜寐尚安,二便自调,舌苔白厚腻稍化,质淡,脉沉细无力。上方加鹿角霜12g,7剂,水煎服,每日1剂。嘱患者口服中成药益肾蠲痹丸,每次6g,每日3次,以增强祛风寒、止痹痛之功。

按:孙老治疗痹证的常用方,威灵仙15g,海桐皮15g,木瓜15g,赤芍15g,羌活15g,独活15g,老桑枝30g,丹参20g,络石藤30g。该方具有祛风清热,通络止痛功效。孙老在治疗痹证时还强调外治法,常选用细辛6g,艾叶15g,川芎12g,桂枝10g,海桐皮15g,桃仁12g,红花12g,防风10g,羌活12g,生川乌12g,金毛狗脊12g,当归12g,丹参20g,煎水,加酒50g,白醋50g,水煎热敷患处。

第二节 腰 痛

腰痛又称"腰脊痛",是以腰部疼痛为主要症状的病证。

【病案一】

王某,女,34 岁。

恙已月余,右侧腰部胀痛,活动受限,夜间较甚,失眠,纳谷尚可,脉弦细,舌苔薄白,舌质淡红。辨证为气血郁滞,络脉痹阻,心神失养。

治法:舒筋活络,补气化瘀,养心安神。

处方:丹参15g,赤白芍各10g,延胡索10g,鹿御草12g,徐长卿15g,鸡血藤20g,怀牛膝10g,当归10g,炙蜂房10g,炙地鳖虫10g,合欢皮10g。5剂,水煎服,每日1剂。

【病案二】

张某,男,56 岁。

腰膝疼痛,四肢乏力,已历载余。现症见头晕目眩,下肢皮肤瘙痒,全身关节酸楚,与气候变化无关,纳谷不馨,夜寐尚可,口干欲饮,舌苔薄白质红,舌尖偏红,脉沉弦。辨证为肝肾精血不足,筋脉失于濡养。

治法:补益肝肾,养血和络。

处方:生地15g,炒白芍10g,当归10g,络石藤12g,鸡血藤10g,鹿衔草10g,徐长卿12g,怀牛膝12g,杜仲10g,功劳叶10g,枸杞子12g,忍冬藤15g,白鲜皮12g,生薏苡仁30g,姜黄6g。5剂,水煎服,每日1剂。

二诊:药后下肢瘙痒消失,腰膝疼痛渐轻,纳谷尚可,二便自调,舌苔薄白,质淡红,脉沉弦。

按:方中徐长卿配白鲜皮祛风止痒较佳,忍冬藤可缓解腰膝疼痛,徐长卿配姜黄、鹿衔草治风湿痹证效佳,功劳叶善清虚热,补而不腻。

【病案三】

王某,女,41 岁。

去年12月,外伤导致腰骶部疼痛。近一周来腰骶部酸痛较甚,头晕欲呕,纳呆腹胀,四肢乏力,嗳气频作,舌苔白厚稍腻,舌质有瘀点,脉弦滑。辨证属湿浊中阻,气机不畅。

治法:芳香化浊,佐以渗湿理气之药。

处方:藿香 10g,佩兰 10g,苏梗 10g,淡竹茹 10g,苍术 6g,川朴 6g,青皮 6g,陈皮 6g,清半夏 6g,白蔻仁 6g(后下),豨莶草 12g,丝瓜络 10g,广木香 5g。3 剂,水煎服,每日 1 剂。

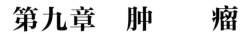

第九章　肿　瘤

第一节　肺　癌

【病案一】

孙某,男,70岁。

患者2017年10月因声音嘶哑,在外院查胸部CT提示左肺占位,支气管镜示:高度怀疑小细胞癌。行EP方案化疗1周期,因副反应大停止化疗,2018年2月行左肺肿物肺部放疗,2018年5月发现肺癌脑转移,外院确诊为左肺小细胞肺癌脑转移。2018年9月行EP方案化疗1周期,疗效不佳,于2018年10月就诊于我院行中药治疗。刻下:患者咳血,头痛头晕,无恶心呕吐,纳食量少,夜寐欠安,二便调。舌红苔黄腻,脉沉弦。辨证属痰瘀阻滞,上扰清窍。

治法:软坚散结,活血化瘀兼清热养阴。

处方:黄芩12g,丹皮12g,仙鹤草30g,白茅根30g,浙贝母12g,白花蛇舌草30g,白及6g,槐花12g,大蓟15g,蛇六谷30g(先煎),姜半夏15g,陈皮10g,蒲公英12g,白鲜皮15g,天葵子30g,制南星12g,红景天12g。14剂,水煎服,每日1剂,早晚分服。

二诊:咳血量较前减少,头晕头痛减轻,仍有咳嗽咳痰症状,纳呆。上方去黄芩、丹皮、仙鹤草、白茅根、槐花、大蓟、蒲公英、白鲜皮,加黄芪30g、炒白术15g、苡仁30g、瓜蒌皮15g、杏仁10g、佛手10g、太子参15g、砂仁6g(后下)、焦山楂15g、炒麦芽15g、槟榔12g。7剂,水煎服,每日1剂。

三诊：纳差较前好转，无恶心呕吐，头晕明显减轻，上方去砂仁、焦山楂、炒麦芽、槟榔，加莪术 6g、山慈菇 12g、泽泻 10g。7 剂，水煎服，每日1 剂。

按：患者肺癌脑转移，出现头晕头痛症状，舌红苔黄腻，脉沉弦。考虑辨证为痰瘀阻滞，上扰清窍。治疗以软坚散结，活血化瘀兼以清热养阴。陈皮、半夏理气和胃化痰，天葵子、蛇六谷清热解毒，抑制肿瘤生长，制南星豁痰开窍，黄芩、丹皮、白花蛇舌草、蒲公英清热养阴，仙鹤草、白茅根、大蓟凉血止血，红景天活血化瘀。二诊，患者诉头晕、头痛减轻，咳嗽带有少量鲜血，仍口干，纳差，寐欠安，大便干结，患者热象减轻，去清热解毒类中药，加黄芪、炒白术、苡仁健脾益气，砂仁、焦山楂、炒麦芽、槟榔醒脾和胃，消食化积。三诊，患者头晕明显减轻，纳可，去消食化积药，加莪术、山慈菇软坚散结，泽泻清热利湿。

【病案二】

患者张某，女，63 岁。

肺癌术后 5 年余。患者于 2013 年因咳嗽于外院查胸部 CT 提示：右肺占位，行右肺叶切除后，术后病理示：中分化腺癌，表皮生长因子受体（EGFR）（+），口服吉非替尼治疗，2016 年 10 月因口干、皮肤瘙痒就诊于我院门诊。症见：乏力，干咳，少量白痰，口干，咽干，手脚心热，胃脘部灼热，皮肤瘙痒，纳呆，大便干，小便可，舌红苔少，脉沉细弱。辨证属气阴两伤。

治法：益气养阴，健脾和胃。

处方：太子参 15g，石斛 15g，玄参 10g，白鲜皮 15g，麦冬 15g，炙甘草 5g，瓜蒌皮 15g，法半夏 12g，肉豆蔻 15g，五味子 15g，浙贝母 15g，陈皮 10g，党参 15g，黄连 6g，肉桂 3g，炒扁豆 30g，白茅根 30g，大枣 10g，生姜 6g，炒白术 20g，焦三仙各 15g，佛手 10g。7 剂，水煎服，每日 1 剂，早晚分服。

二诊：患者诉咽、胃脘部灼热感较前缓解，纳食量较前增加，仍有咽干口干,舌红,苔少,脉沉细弱,原方去黄连、生姜、肉豆蔻,加南沙参 15g,北沙参 15g,天花粉 15g,黄芪 20g,7 剂,水煎服,每日 1 剂。

按:患者为肺癌,口服吉非替尼靶向治疗期间,孙老认为靶向药物为外来热毒之邪,易耗伤气阴,妨碍中焦脾胃运化,故患者出现乏力、口干咽干等气阴两伤之证候,治疗上以益气养阴、健脾和胃为主。予太子参、玄参、麦冬、五味子等益气养阴,黄连、白茅根清热解毒,瓜蒌皮、浙贝母宽胸理气化痰,党参、白术、生姜、大枣健脾益气,焦三仙健脾消食和胃,陈皮、半夏理畅中焦气机,同时化痰止咳,共达扶正抗癌之效。二诊患者反酸症状好转,口干咽干症状改善,热毒不甚,去苦寒败胃之药黄连,予南沙参、北沙参、天花粉、黄芪等加强益气养阴之功效。

【病案三】

张某,男,37 岁。

右肺腺癌术后 8 年,多次化疗后肿瘤进展,腰椎转移,外院确诊为右肺腺癌骨转移。口服埃克替尼治疗,后出现乏力,皮疹,寻求中药调理。现症见纳可,偶有咳嗽,少痰,无胸闷气喘,面部皮疹,睡眠可,二便调。舌淡红,苔白,脉弦。辨证属气阴两虚。

治法:益气养阴,扶正解毒。

处方:黄芪 30g,炒白术 15g,薏苡仁 30g,预知子 15g,白花蛇舌草 20g,莪术 10g,浙贝母 15g,清半夏 12g,陈皮 10g,瓜蒌皮 15g,杏仁 10g,佛手 10g,白英 15g,太子参 15g,葛根 30g,山慈菇 12g,蜜枇杷叶 15g,延胡索 12g,郁金 12g,白鲜皮 15g,佛耳草 15g。14 剂,水煎服,每日 1 剂,早晚分服。

按:患者肺癌术后复发转移,口服靶向药易出现气阴两伤,表现为口舌生疮、口干、皮疹、腹泻、纳差、乏力、气短等症,中药以益气养阴,扶正解毒治疗为主。瓜蒌皮、杏仁宽胸理肺,陈皮、半夏、浙贝母、白英、枇杷叶清肺化痰,郁金、佛手疏肝解郁,黄芪、炒白术、薏苡仁健运中焦,太子参养肺阴,白鲜皮清热祛湿,以缓解面部皮疹,延胡索理气止痛,葛根通络止痛。

第二节　其他癌症

一、乳腺癌

梁某,女,59岁。

乳腺癌术后5年余,一直予来曲唑内分泌治疗中。现症见乏力,纳可,间断出汗,口干,夜寐安,舌红,苔白,脉沉细。辨证属气阴两虚。

治法:益气养阴,清热解毒。

处方:黄芪30g,炒白术15g,薏苡仁30g,预知子15g,莪术6g,蜂房10g,浙贝母15g,女贞子5g,墨旱莲30g,石见穿15g,白花蛇舌草20g,漏芦15g,皂角刺15g,茯苓15g,山慈菇12g,防风6g,桔梗6g。14剂,水煎服,每日1剂,早晚分服。

按:患者乳腺癌术后内分泌治疗5年,病情稳定,间断门诊口服中药治疗,考虑患者目前出现乏力、汗出不适等症状,治疗以益气养阴、清热解毒为主,黄芪、炒白术、薏苡仁、茯苓健脾益气敛汗,莪术、蜂房、山慈菇、浙贝母、石见穿、白花蛇舌草清热解毒,软坚散结,女贞子、墨旱莲补阴,漏芦、皂角刺通乳散结,防风祛风,桔梗引药上行。患者规律服药,未见复发转移,一般状态良好。

二、结直肠癌

【病案一】

徐某,女,65岁。

2013年4月患者因腹泻查肠镜见息肉,肿瘤标志物升高,进一步检查,诊断为直肠癌肺转移,2013年5月行直肠癌根治术,术后行化疗12个周期,2014年7月行肺转移灶机器人放射外科手术系统(又称射波刀)治疗,2015年肺部肿瘤复发,再次行射波刀治疗,后复查未见转移。2018年11月29日因乏力寻求中药调理,特来我院。症见:气短,乏力,纳差,右上腹疼痛,间断腹胀,无明显恶心呕吐,时有反酸,无咳嗽咳痰,二便尚可,夜寐欠安,舌红,苔白稍厚,脉沉弦。辨证属脾胃虚弱。

治法:健脾益气,理气和胃。

处方:黄芪30g,炒白术15g,薏苡仁30g,预知子15g,藤梨根30g,大血藤30g,败酱草30g,丹皮12g,山慈菇12g,白花蛇舌草20g,莪术6g,浙贝母15g,女贞子15g,天花粉15g,川牛膝15g,丹参12g,葛根30g,鸡血藤15g。14剂,水煎服,每日1剂,早晚分服。

按:孙老认为肠道肿瘤多由湿热之邪引起,治疗上多以益气健脾、清热利湿为主。本例患者直肠癌术后8年,出现气短、乏力、苔白厚等症状,予黄芪、炒白术、薏苡仁益气健脾除湿,大血藤、败酱草善清肠道湿热,莪术、藤梨根、山慈菇、浙贝母软坚散结,预防肿瘤复发转移,久病必瘀,加入丹参、鸡血藤活血化瘀。患者服药后症状改善,随诊至今,病情稳定。

【病案二】

龙某,女,40岁。

结肠癌术后2年余。患者于2016年11月因腹痛就诊于外院,查CT示:结肠占位。行升结肠手术根治术,术后病理示:升结肠浸润溃疡型中分化腺癌,侵犯肠壁全层,淋巴结未见转移,术后行8周期化疗。后开始口服中药调理。2018年12月5日,患者出现乏力症状,就诊于我院,症见:乏力,颈肩部不适,纳食一般,腹胀,夜寐欠安,大便黏腻不爽,小便可,舌红苔少,脉沉细。辨证属气阴两虚。

治法:益气养阴,清热解毒。

处方:黄芪30g,炒白术15g,薏苡仁30g,莪术6g,藤梨根30g,茯苓15g,肉豆蔻15g,浙贝母12g,山慈菇15g,猫爪草15g,首乌藤30g,五味子10g,党参15g,浮小麦30g,炙甘草5g,红景天10g,磁石30g(先煎),砂仁6g(后下),厚朴12g,枳壳12g,酸枣仁30g,葛根30g,仙鹤草30g。14剂,水煎服,每日1剂,早晚分服。

二诊:患者诉颈椎及肩背部疼痛,减砂仁、厚朴、磁石、枳壳,加鸡血藤

30g,桂枝 10g,羌活 12g,延胡索 12g,狗脊 15g。

按:患者结肠癌术后,目前失眠,纳差,舌红苔少,考虑辨证为气阴两虚证,治疗以益气养阴,清热解毒为主,兼以祛瘀。予黄芪、党参、炒白术、薏苡仁益气健脾祛湿,莪术、山慈菇、浙贝母软坚散结,猫爪草、藤梨根、仙鹤草清热解毒,浮小麦、炙甘草敛汗滋阴,酸枣仁养心安神,磁石重镇安神,红景天活血化瘀,砂仁、厚朴、枳壳理气健脾,肉豆蔻温中,葛根疏经通络止痛。二诊患者纳食好转,腹胀较前减轻,颈肩部不适,去砂仁、厚朴、枳壳、磁石,加鸡血藤、桂枝、羌活、延胡索、狗脊,温通经络,活血止痛,以改善患者目前颈肩部不适症状,待症状改善再辅以抗肿瘤中药。消化道肿瘤的发生与机体脾胃虚弱密不可分。脾胃受损,则机体生化乏源,尤其肠癌术后和放化疗后的患者,大量正气耗损,加之脾胃生化不足,导致气血亏虚,气虚则无力行血,可致血瘀,在恢复正气过程中,要注意不能助邪毒生长,达到"祛邪而不伤正""扶正而不助邪"的目的。

三、鼻咽癌

温某,男,63 岁。

鼻咽癌放化疗期间,就诊时口燥咽干,鼻出血,纳少,夜寐欠安,大便干,小便可。舌红少苔,脉沉细数。辨证属热毒炽盛,耗伤气阴。

治法:清热解毒,养阴生津。

处方:太子参 15g,玄参 15g,仙鹤草 30g,白蒺藜 15g,白及 6g,白茅根 30g,芦根 30g,石斛 10g,桔梗 6g,木蝴蝶 15g,蒲公英 15g,黄芩 12g,丹皮 12g,板蓝根 15g,赤芍 12g,麦冬 10g,射干 15g,浙贝母 15g,葛根 30g,佛手 10g。14 剂,水煎服,每日 1 剂,早晚分服。

按:患者鼻咽癌放化疗后,结合患者症状及体征,考虑辨证为热毒炽盛证,治疗上应用清热解毒大法,重用清热解毒药物,以清除放化疗毒热,予黄芩、丹皮、木蝴蝶、蒲公英、板蓝根清热解毒,玄参、芦根、石斛、麦冬养阴生津,仙鹤草、白茅根凉血止血,佛手疏理肝气。待热毒清退,再行调整。

四、原发性肝癌

蔺某,男,47 岁。

原发性肝癌术后 4 年,现症见:眼干,纳可,夜寐安,二便调。舌红夹紫气,苔黄,脉沉弦。辨证属肝胆湿热,瘀毒内结。

治法:清热利湿,活血散瘀。

处方:黄芪 30g,炒白术 15g,薏苡仁 30g,预知子 15g,莪术 6g,壁虎 4g,丹皮 12g,赤芍 15g,山慈菇 12g,石见穿 20g,生山楂 15g,五味子 10g,垂盆草 30g,白芍 15g,郁金 15g,佛手 10g,石燕 20g,龙葵 15g,菊花 6g,枸杞子 15g,鳖甲 15g(先煎)。28 剂,水煎服,每日 1 剂,早晚分服。

按:患者肝癌术后,病情稳定,一直中药调理。肝癌多瘀,治疗上以活血化瘀为主,应用莪术、壁虎、山慈菇、石见穿、石燕、鳖甲等药物,瘀久化热,丹皮入血分,与赤芍相配伍活血清热,郁金疏肝,白芍、五味子、生山楂、枸杞子养肝阴,龙葵、垂盆草、菊花清肝胆湿热。

五、子宫内膜癌

薛某,女,56 岁。

确诊子宫内膜癌晚期,无法行手术切除治疗,寻求中药调理。就诊时腹痛,小腹坠胀,阴道出血,颜色暗红,量少,乏力,纳可,夜寐不安,二便调,舌红,苔白,脉沉细。辨证属正虚瘀结。

治法:益气健脾,解毒抗癌。

处方:黄芪 30g,炒白术 15g,薏苡仁 30g,凤尾草 30g,茜草 15g,仙鹤草 30g,浙贝母 15g,猫爪草 15g,土茯苓 6g,莪术 6g,石见穿 20g,白花蛇舌草 20g,壁虎 6g,茯苓 15g,鳖甲 15g(先煎),蛇六谷 30g,丹参 15g,山慈菇 12g。5 剂,水煎服,每日 1 剂,早晚分服。

二诊:患者诉服药后纳差,胃部不适,去猫爪草、土茯苓、莪术、壁虎、鳖甲、蛇六谷、丹参、山慈菇;加太子参 15g,竹茹 15g,姜半夏 12g,陈皮 6g,砂仁 4g,佛手 10g,焦山楂 15g,焦神曲 15g,鸡内金 15g。

按:患者子宫内膜癌晚期,无法行手术切除,放弃放化疗等积极治疗手段。辨证为正虚瘀结,治疗上以益气健脾,解毒抗癌为主。黄芪、炒白术、薏苡仁、茯苓健脾益气,凤尾草、茜草、仙鹤草、土茯苓、白花蛇舌草清热祛湿,解毒抗癌,浙贝母、猫爪草、莪术、石见穿、壁虎、鳖甲、山慈菇软坚散结,久病必瘀,丹参清除血分瘀滞。并配合口服西黄胶囊,患者服药后胃部不适,考虑抗肿瘤药物引起,去除部分苦寒散结中药,予砂仁、陈皮、半夏、佛手理气和胃,焦山楂、焦神曲、鸡内金健脾消食,待症状改善,再加强抗肿瘤之力。

六、卵巢癌

王某,女,34 岁。

卵巢癌术后化疗后。患者于 2014 年 2 月 24 日因盆腔包块行剖腹探查术,术中切除大网膜及后穹隆附着物,病理提示:后穹隆低分化腺癌伴钙化,大网膜脉管瘤,局部见转移性腺癌。行 TP 方案化疗 2 周,后行全子宫+双附件+阑尾+盆腔转移灶切除术,术后行 TP 方案化疗 6 周期。2018 年 8 月复查发现盆腔肿物,行手术切除,术后行 TP 方案化疗 1 周期,后患者出血、高热,停止化疗。2018 年 12 月 13 日为求中药调理特来我院。现症见:乏力,腹部不适,无发热,面色晦暗,纳可,夜寐安,二便调。舌红苔黄,脉沉细。辨证属热毒炽盛,脾胃虚弱。

治法:健脾益气,清热解毒。

处方:黄芪 30g,炒白术 15g,薏苡仁 30g,预知子 15g,凤尾草 30g,茜草 15g,仙鹤草 30g,浙贝母 15g,猫爪草 15g,土茯苓 6g,莪术 6g,石见穿 20g,白花蛇舌草 20g,壁虎 4g,茯苓 15g,山慈菇 12g。15 剂,水煎服,每日 1 剂,早晚分服。

按:患者卵巢癌术后化疗后,热毒炽盛,脾胃虚弱,治疗以健脾益气、清热解毒为主。黄芪、炒白术、薏苡仁健脾益气,凤尾草、茜草、仙鹤草、土茯苓、白花蛇舌草清热祛湿,解毒抗癌,浙贝母、猫爪草、莪术、石见穿、壁虎软坚散结,茯苓使湿热从小便而解,待热毒祛除,再行调理脾胃。

七、胸膜间皮瘤

张某,女,55 岁。

胸膜间皮瘤术后,为求中药调理特来我院。现症见:咳嗽,胸闷,后背酸疼不舒,乏力,纳差,夜寐不安,二便调,舌质淡红,苔薄白,脉细数。辨证属正虚瘀结。

治法:健脾益气,扶正抗癌。

处方:黄芪 30g,炒白术 15g,薏苡仁 30g,预知子 15g,白花蛇舌草 20g,莪术 6g,壁虎 4g,浙贝母 15g,清半夏 12g,陈皮 10g,佛手 10g,白英 15g,太子参 15g,山慈菇 12g,石见穿 15g,垂盆草 30g,五味子 10g,半枝莲 10g。7 剂,水煎服,每日 1 剂,早晚分服。

二诊:患者术后行化疗 2 周期后,出现纳差、口干、乏力、失眠、汗出症状,复查肝功能提示有轻度肝损害,小便稍黄,大便稍干,舌红苔白,脉沉细。辨证属气阴耗伤,脾胃失和。

治法:益气养阴,健脾和胃。

处方:太子参 15g,葛根 30g,茯苓 15g,白鲜皮 15g,茵陈 30g,五味子 10g,浙贝母 15g,郁金 10g,生姜 6g,炒白术 15g,薏苡仁 30g,丹皮 12g,垂盆草 30g,姜半夏 10g,陈皮 6g,延胡索 12g,党参 15g,玄参 15g,浮小麦 30g,大枣 6g。14 剂,水煎服,每日 1 剂,早晚分服。

按:患者首诊时为胸膜肿瘤切除术后,手术损伤人体正气,治疗上以健脾益气为主,辅以解毒抗癌,予黄芪、炒白术、太子参、薏苡仁益气健脾,莪术、壁虎、浙贝母、山慈菇散结除瘀,白花蛇舌草、石见穿、半枝莲清热解毒,考虑患者既往存在肝损伤,予垂盆草清肝胆湿热,五味子养肝阴,陈皮、半夏理气和胃,佛手疏肝解郁。二诊患者化疗后,化疗药物损失脾胃功能,出现纳呆、乏力等症状,治疗以醒脾和胃为主,辅以解毒祛瘀,陈皮、半夏理气和胃,党参、炒白术、薏苡仁健脾益气,白鲜皮、丹皮清解化疗热毒,茯苓引湿热从小便而解,茵陈、垂盆草清肝胆湿热,五味子养肝阴,以防化疗药物损害肝功能,太子参、玄参滋阴清热,防止热毒耗伤气阴,浙贝母化痰散结,浮小麦敛汗,生姜、大枣补气血,助脾胃生化之源。

八、甲状腺癌

李某,女,42岁。

甲状腺恶性肿瘤术后5年余,为求中医调理特来我院。现症见:肩背部不适,乏力,气短,纳可,夜寐安,大便干,小便可。舌质淡红,夹紫气,苔白,脉细数。辨证属气虚血瘀。

治法:益气扶正,解毒祛瘀。

处方:黄芪30g,炒白术15g,薏苡仁30g,预知子15g,浙贝母15g,清半夏12g,陈皮10g,猫爪草20g,白花蛇舌草20g,郁金10g,玄参10g,生白芍10g,党参15g,茯苓15g,山慈菇12g,橘核6g,荔枝核6g,黄芩6g,佛手10g,葛根30g。15剂,水煎服,每日1剂,早晚分服。

按:患者甲状腺癌术后,热毒不明显,目前有乏力、气短症状,考虑辨证为气虚血瘀症,治疗以益气扶正,解毒祛瘀为主。黄芪、炒白术、茯苓、薏苡仁益气健脾,浙贝母、荔枝核、橘核散结,白花蛇舌草、猫爪草、黄芩清热解毒,陈皮、半夏理气和胃,甲状腺肿瘤每兼肝郁,予郁金、佛手疏肝解郁,玄参、白芍养阴清热,葛根疏经通络以缓解患者肩背部不适症状。

九、胆管癌

陈某,男,55岁。

胆管癌术后化疗后2年余。患者2015年11月因发热黄疸,查CT示:胆管癌。行胆管癌根治术,术后行GP方案化疗8个周期。后口服中药调理,2018年11月15日因乏力就诊于我院。现症见:乏力,纳呆,口干口苦,夜寐不安,大便干,小便黄。舌红苔黄厚,脉沉弦。辨证属肝胆湿热。

治法:疏肝理气,清热利湿。

处方:黄芪30g,炒白术15g,薏苡仁30g,预知子15g,莪术6g,壁虎4g,生山楂15g,赤芍15g,生白芍15g,郁金15g,垂盆草30g,石见穿30g,石燕30g,山慈菇15g,枸杞子15g,五味子10g,龙葵15g,鳖甲15g(先煎),丹参

15g,红景天 12g,黄芩 10g。14 剂,水煎服,每日 1 剂,早晚分服。

按:患者胆管癌术后,出现乏力、口苦等肝胆湿热证候,治疗以疏肝理气、清热祛湿为主。黄芪、炒白术、薏苡仁益气健脾,郁金疏肝解郁,石燕、龙葵、垂盆草、黄芩、石见穿清热解毒,莪术、壁虎、鳖甲、山慈菇软坚散结,生山楂、生白芍、五味子养肝阴,赤芍、丹参、红景天活血化瘀。此类型肿瘤多见湿热混杂之象,故治疗中应斟酌湿邪与热邪孰轻孰重,不断调整燥湿药与滋阴药的比例,以防燥湿而增重热象,或滋阴清热而加重湿象。

第十章 妇科病证

第一节 月 经 病

【病案一】

李某,女,26岁,未婚。

平素怕冷,精神疲倦,月经偏后,经前有胸闷乳胀、食欲不振现象,经来时遍身浮肿,经色紫黑,量少不爽,末次月经1月20日,就诊时面部浮肿已显,面色㿠白,手指冷而不温,脉沉弱而弦,舌苔薄白。

中医诊断:经行浮肿。辨证属脾肾阳虚,肝郁气滞。

治法:温补脾肾,疏肝渗湿。

处方:附子8g(先煎),黄芪12g,当归9g,香附9g,白术9g,茯苓皮9g,枳壳9g,路路通9g,合欢皮9g,炒山药9g,陈皮6g。7剂,水煎服,每日1剂。

按:诸湿肿满,皆属于脾,脾为水之制,肾为水之本,脾肾虚寒,则制水无能,泛溢为肿。治以温肾健脾,疏肝渗湿。附子温肾阳,香附、枳壳疏肝解郁,黄芪、白术、山药、茯苓健脾祛湿,当归养血活血。

【病案二】

夏某,女,42岁。

平素月经过多,就诊时月经已止,诉时有盗汗,腰酸带多,舌淡苔白,脉沉细。

中医诊断:月经过多。辨证属冲任失调。

治法：调补脾肾，固摄冲任。

处方：生黄芪 15g，太子参 15g，白芍 15g，当归 10g，生地炭 10g，山药 10g，鹿角胶 6g（烊化），龟甲 12g，川断 10g，煅牡蛎 30g（先煎），菟丝子 10g，浮小麦 30g，炒枣仁 30g，枸杞子 10g，炒杜仲 10g，女贞子 10g，五味子 10g，金樱子 10g，银柴胡 10g，土茯苓 10g，泽泻 10g，地骨皮 6g，甘草 6g，焦三仙 10g。7 剂，水煎服，每日 1 剂。

按：患者因肾虚封藏失司，冲任失调，脾虚则统摄不利。肾水不足则不能涵木，肝木郁久则化热，热蕴血分，血不循经，而致月经量过多。心血失养则汗多气短，神志不安。治以调补脾肾，固摄冲任，方中太子参、黄芪补益中气；当归、白芍滋阴养血。重用杜仲、枸杞子、川断以固肾安冲止血。银柴胡、地骨皮清虚热，浮小麦、炒枣仁益肝宁心而敛汗，焦三仙消导和胃，鹿角胶温补肝肾，益精养血，龟甲滋阴益肾，养血补心，金樱子固涩下焦。诸药合用，则肾气精血充足，阴平阳秘，冲任调和，月经正常。

【病案三】

谢某，女，21 岁。

月经先后无定期伴痛经 8 年余。月经素来不调，或前或后，持续十余年，初潮至今，每次月经前则小腹作痛，严重影响工作及生活。昨日月经来潮，经色暗淡，量少，质稀薄，腹痛又作，痛至腰骶。平素诸事计较，喜责怪他人。舌淡暗，苔薄，脉弦细涩。

中医诊断：痛经。辨证属肾虚肝郁。

治法：补肾疏肝。

处方：山药 18g，山萸肉 15g，阿胶 12g（烊化），巴戟天 9g，当归 12g，白芍 12g，八月札 12g，香附 9g。5 剂，水煎服，每日 1 剂。

按：痛经一证，有虚实之异、原发与继发之别。原发性痛经多见于素性忧郁或肾气亏损、气血虚弱，或子宫发育不良的年轻未婚女子，或发生于房劳多产之后。经期正是耗血伤精之时，故肝肾亏损，不荣则痛，以及冲任气血瘀滞，不通则痛，是虚实夹杂痛经的主要病机，治宜补肾疏肝为主。

【病案四】

郭某,女,21 岁,未婚。

经期尚准,量多少不等,经前即下腹疼痛,脘部亦痛,腹冷喜按,痛甚时不能工作,舌苔薄白,脉象细滑。

中医诊断:痛经。辨证属寒凝气滞,肝胃不和。

治法:温经散寒,疏肝和胃。

处方:当归 9g,川芎 6g,赤芍 9g,白芍 9g,肉桂 3g,吴茱萸 3g,狗脊 12g,桑寄生 15g,乌药 6g,橘皮 6g,青皮 6g,制半夏 6g,木瓜 6g,木香 6g。12 剂,水煎服,每日 1 剂。

按:患者痛经发于经前与行经期间,属于实证,其生活于寒冷环境之中,起居不慎,寒邪客于下焦,血为寒凝,气失运行之常,因此作痛,采用温经散寒之法,寒邪散,气血通,痛亦渐愈。

【病案五】

孙某,女,27 岁。

患者自月经初潮即不规律,月经 3~6 个月来潮 1 次,持续 10 余日干净,量中等,色淡红,末次月经:2017 年 10 月 18 日(周期 3 个月)。近半月因劳累过度,阴道流血 17 天未净,量多,色淡,夹有血块。舌质淡,苔白,脉沉细。今日血量已减少,感腰酸,乏力,怕冷,纳差,眠可,大便溏。

中医诊断:崩漏。辨证属肾阳虚。

治法:益肾温阳,固冲止血。

处方:熟地炭 15g,山药 30g,山萸肉 15g,枸杞 15g,杜仲 12g,菟丝子 18g,鹿角胶 6g(烊化),黄芪 30g,白术 12g,棕榈炭 15g,益智仁 9g,甘草 6g。7 剂,水煎服,每日 1 剂。

按:患者先天肾气不足,肾阳偏虚,不能温煦冲任之脉,故月经初潮起即后拖;肾阳虚,封藏失司,冲任不固,故出血量多或淋漓不尽;肾阳虚,血失温煦,故色淡红、质稀;阳虚不能温养肢体,故怕冷;舌脉亦为肾阳虚之象。治法为益肾温阳,固冲止血,选用右归丸加减。

【病案六】

章某,女,25 岁,初诊日期:1996 年 10 月 16 日。

月经先期量多载余,在某医院诊为"功能失调性子宫出血"。在外院多次服用中药调经止血,效不明显。现月经来潮十余天,量多,出血未止,今日突感恶寒发热,现测体温 38.5℃,头晕头痛,口干口苦,胃中不适,泛泛欲呕,心烦易躁,纳呆,胃脘饱胀,二便自调,舌苔薄白,质淡红,脉细数。此为崩漏。

病因:邪侵少阳,机枢不利,热入血室之咎。

治法:和解少阳,清热凉血。方用小柴胡汤加味主之。

处方:柴胡 12g,姜半夏 12g,党参 12g,黄芩 12g,甘草 3g,生地黄 12g,牡丹皮 12g,青蒿 10g,马尾连 10g,甜茶叶 10g,地骨皮 6g,三七粉(分两次冲服)3g,生姜 3g,大枣 3 枚。3 剂,水煎服,每日 1 剂。

二诊:服上方 2 剂后,阴道出血已止,服药 3 剂后恶寒发热渐平,现测体温 36.5℃,精神转振,纳谷尚可,二便自调,舌苔薄白,质淡,脉细弦。药获效机,上方继进,巩固之。7 剂,水煎服,每日 1 剂。

三诊:药后头痛头晕已愈,恶寒发热已平,阴道出血已止,食欲转振,胃中泛泛欲呕渐除,夜寐亦佳,二便自调,舌苔薄白,质淡红,脉细弦。经用小柴胡汤、崩漏汤复方化裁治疗后诸恙已除,现另用上方去青蒿、马尾连、三七粉、地骨皮,加陈皮 6g、炒白术 12g,7 剂,水煎服,每日 1 剂。调理脾胃以善其后。另嘱用调经一号,每次 40ml,一日三次口服,以促月经正常。

经随访得知,患者在治疗后月经已恢复正常。

按:该患者连续数日阴道出血不止,在外服用调经止血药未效,当此胞宫血虚之际,复感外邪,热入血室之咎,又见有少阳证的典型证候,治以和解少阳、清热凉血、固络为法。方用小柴胡汤加味治之,药症相符,收效甚速。

【病案七】

佟某,女,30 岁。

结婚3年未孕。10岁初潮,月经周期26~30天,经期7~8天。末次月经4月8日,量多,色红,有血块,无腹痛。曾查血雄激素、催乳素偏高,B超监测排卵示卵泡发育不良。刻下:月经周期第12天,乳头溢液,量少色清,口干,心烦易怒,腰酸,带下量少,舌红,苔薄腻,脉细弦。

诊断:不孕症。辨证属脾肾亏虚,肝经郁火,冲任失资。

治法:滋养肝肾,疏肝健脾。方用二至地黄丸合越鞠丸加减。

处方:墨旱莲10g,菟丝子10g,女贞子10g,山茱萸10g,山药10g,丹皮10g,茯苓10g,续断10g,生牡蛎20g(先煎),苍术10g,香附9g,陈皮6g。7剂,水煎服,每日1剂。

按:患者婚后3年未孕,考虑诊断为不孕症,平素月经量多,色红,又有乳头溢液,心烦易怒,腰酸等症状,结合舌脉,辨证当属脾肾亏虚,肝经火旺。

【病案八】

李某,女,25岁。

既往月经4~6天,月经周期23~28天,前3天量多,血块较多,经行腰痛,腰酸明显,余无明显不适,末次月经:2017年11月6日,量色同前,6天净。B超示:子宫、卵巢体积略小。舌质红,舌苔薄白。脉象:右沉细,左沉。症见:纳眠可,大便干,2~3天一行,小便正常。

中医诊断:月经后期。辨证属脾肾双虚。

治法:健脾补肾,养血调经。

处方:西洋参9g,炒白术15g,茯苓15g,当归12g,川芎9g,白芍9g,熟地15g,菟丝子18g,紫河车粉4.5g(冲服),锁阳10g,川牛膝12g,鹿角胶6g(烊化),甘草6g。10剂,水煎服,每日1剂。

按:患者B超示子宫、卵巢体积小,说明先天肾气不足,机体器官发育迟缓,肾虚腰失所养,故腰酸腰痛;脾为后天之本,气血生化之源,脾虚气血生化无源,故机体发育迟缓,并出现月经后拖,故诊断为月经后期,辨证为脾肾两虚证。方选八珍汤加减,以健脾补肾,养血调经。

【病案九】

黄某,女,26 岁,未婚。

近年来月经不规则,月经 8~15 天,持续时间长,前 10 余天量少,色淡红,后 4 天量稍多,有小血块。末次月经 2 月 10 日,至 2 月 21 日净。腹部微痛,纳食、二便正常,舌苔薄腻、中微光剥,左脉沉细、右脉沉弦。

中医诊断:经期延长。辨证属气血亏虚。

治法:益气养血。

处方:党参 10g,炙黄芪 15g,熟地 12g,当归 9g,炒白芍 9g,川芎 3g,艾叶 3g,阿胶珠 12g(烊化),炙甘草 3g,龟甲 15g。7 剂,水煎服,每日 1 剂,早晚分服。

按:此例患者由于出血过久,气血两虚,冲任固摄无权,故以补气血为主,固冲任为辅,使气血渐复,冲任渐固,月经恢复正常。

【病案十】

董某,女,38 岁。

月经不调,后期,今来潮 3 天,色红量多,无血块,腹部不痛,腰膝酸楚,口干欲饮,头昏头痛,纳谷不馨,夜寐纷纭,大便自调,小便稍混,舌苔薄白,舌质淡红,脉细微弦。辨证属肝肾虚弱,冲任不固。

治法:滋补肝肾,调理冲任。

处方:生地 12g,炒白芍 12g,全当归 12g,车前子 12g(布包),女贞子 12g,墨旱莲 20g,枸杞子 10g,新会皮 10g,怀牛膝 12g,制首乌 12g。5 剂,水煎服,每日 1 剂。

按:怀牛膝、制首乌,加强补肝肾、益精血之力。川芎、茺蔚子对血瘀型实证头痛效佳,虚性疾患慎用。

【病案十一】

王某,女,25 岁。

月经后期,月经来潮 3 天,量多,色紫黑有血块,腹部胀痛,胸闷,时欲太息,腰疲肢倦,头部胀痛,纳谷不馨,大便干,舌苔薄,舌质紫,脉弦缓。辨证为肝肾虚弱,气滞夹瘀,冲任失调。

治法:疏肝益肾,理气化瘀,调理冲任。

处方:软柴胡 6g,当归 10g,赤白芍各 10g,丹参 12g,茺蔚子 12g,煨香附 10g,怀牛膝 10g,桑寄生 12g,青皮 5g,陈皮 5g,红花 6g。5 剂,水煎服,每日 1 剂。

【病案十二】

杨某,女,26 岁。

每次经行腹痛,经前两乳胀痛,腰疲肢倦,纳谷不馨,午后脘胀,舌苔薄,舌质偏红,脉细弦。辨证属肝郁气滞,冲任失调。

治法:疏肝理气,调理冲任。

处方:当归 10g,生地 12g,赤白芍各 10g,制香附 10g,失笑散 10g(包煎),延胡索 12g,丹参 12g,益母草 15g,路路通 12g,怀牛膝 12g,软柴胡 5g,川芎 8g。5 剂,水煎服,每日 1 剂。

第二节 带 下 病

【病案一】

吉某,女,32 岁。

患病一周,胸闷,时欲太息,嗳气则舒,纳谷尚可,夜寐尚好,白带多、质稠,气秽色黄,二便自调,舌苔薄白,质偏红,脉细弦。辨证属肝气郁结,湿热蕴阻,带脉失约。

治法:疏肝气,利湿热。

处方:炒柴胡 6g,炒白芍 10g,婆罗子 10g,煨金铃子 10g,椿根皮 12g,土茯苓 30g,怀山药 15g,芡实 12g,白果 6g,黄柏 10g,车前子 10g(包煎),苦参片 10g,炒枳壳 6g。5 剂,水煎服,每日 1 剂。

按:此症因湿热带下,土茯苓剂量宜加大,配苦参、椿根皮,效果显著;胸部闷然,故加枳壳,以增强宽中理气之功。易黄汤中用白果,有收敛止带之效,可治疗脾虚湿盛所致黄带之症。白果为收敛之品,若湿热尤甚者,不宜久服。

【病案二】

阚某,女,52岁。

患者近半年来腰部痛甚,下肢发冷,带下绵注,量多,质如稀水,面黄形瘦,神疲乏力,舌质淡红,脉沉细。辨证为脾虚湿盛,累及奇经任脉、带脉失约。

治法: 健脾化湿,通补任带。

处方: 露蜂房12g,当归10g,茯苓12g,巴戟天12g,鹿角霜12g,杜仲12g,川断12g,炒小茴6g,台乌药6g,怀山药15g,荆芥炭12g。7剂,水煎服,每日1剂。

按: 方中露蜂房益肾温阳;当归养血和血;茯苓健脾渗湿;山药健脾益肾;鹿角霜、巴戟天补命门之阳,温补肾阳;炒小茴、台乌药温中散寒、行气止痛。

二诊: 药后症情明显好转,白带减少,腰痛大减,下肢冷痛亦轻,纳谷尚可,二便自调,舌苔薄白,质淡红,脉细弦,继用上方巩固疗效。7剂,水煎服,每日1剂。

【病案三】

陶某,女,26岁。

腰肢酸楚旬余,带下绵绵,色白气腥,四肢乏力,头昏不适,午后烘热,目眵多,纳谷不馨,口干口苦,小便黄,大便自调,舌苔薄白,舌质偏红,脉弦滑。辨证属湿热蕴结上焦,肾虚内热较盛,带脉失约。

治法: 清利湿热,滋阴束带。

处方: 墨旱莲20g,女贞子12g,怀牛膝10g,枸杞子12g,土茯苓30g,椿根皮12g,马鞭草12g,黄柏12g,知母10g,生地15g,芡实12g,地骨皮30g,青蒿珠12g。5剂,水煎服,每日1剂。

按: 土茯苓清泄湿热,地骨皮清热束带,头昏不甚,去枸杞子,加生地15g,以助养阴凉血之功。

【病案四】

朱某,女,30 岁。

患者半个月前流产,刻下:腰肢酸楚,带下量多,色白、质稠、气秽,腹部隐痛,头晕目眩,纳谷不馨,大便自调,小便正常,舌苔薄白,舌质稍红,脉细弦。辨证属湿热下注,带脉失约。

治法:清湿热,束带脉。

处方:白花蛇舌草 20g,土茯苓 15g,椿根皮 12g,山药 15g,乌贼骨 20g(先煎),茜草炭 12g,徐长卿 12g,墨旱莲 20g,女贞子 15g,怀牛膝 12g,鸡冠花 12g,红藤 30g。5 剂,水煎服,每日 1 剂。

按:湿热下注质稠腥秽者,用鸡冠花较为恰当。

【病案五】

王某,女,25 岁。

经期不调,数月一行,素无定期,两载有余。现两月月经未至,带下量多,清稀色白腥秽,腰部酸痛,胸闷心烦,纳谷少思,二便自调,舌苔薄白,舌尖有瘀点,质偏红,脉细弦。辨证属肝郁气滞,冲任失调,带脉失约。

治法:理气化瘀,调理冲任,兼益肾束带。

处方:当归 12g,赤白芍各 10g,炒柴胡 6g,丹参 12g,益母草 15g,生蒲黄 10g(包煎),五灵脂 10g(包煎),怀山药 12g,土茯苓 12g,月季花 10g,青皮 6g,陈皮 6g,炙蜂房 10g。3 剂,水煎服,每日 1 剂。

按:炙蜂房补肝肾兼化瘀血,临床凡见带下清稀如水者加入效佳。

【病案六】

王某,女,24 岁。

产后月余,白带甚多。自述头眩胁痛,嗳酸泄泻,腰酸肢重,精神不振,言语无力,面黄无华,舌淡苔薄白,脉弦缓。辨证为肝郁脾虚湿盛,带脉失约。

治法:疏肝健脾,调理冲任。

处方:党参 15g,茯苓 15g,白术 15g,炙甘草 3g,陈皮 5g,白芍 10g,柴胡

5g,木香 3g,扁豆花 10g,鸡冠花 10g,白扁豆 30g,苍术 12g。5 剂,水煎服,每日 1 剂,早晚分服。

按:带下过多是以湿邪为主因的常见疾病,主要病机为任脉不固,带脉失约,涉及肝脾肾三脏功能的失常。本案因脾虚不运,则水谷精微输布失职,聚而成湿,阻滞中焦则成腹泻,流于下焦而为带浊,肝郁侮土则胁痛嗳酸,气虚湿泛则肌肤不实、面黄神困,故以健脾疏肝法治疗。

【病案七】

张某,女,55 岁。

患者已绝经五年,近一年来自觉外阴瘙痒干涩,时灼热感,带下量多,色黄腰酸,头昏、耳鸣、眠差,纳可,二便正常,舌红苔少,脉沉细。妇科检查示:外阴老年样改变,阴道黏膜菲薄潮红,宫颈光滑潮红,宫体萎缩,活动好,无压痛,双侧附件正常。白带常规示:未找到念珠菌和毛滴虫。辨证为肝肾阴虚。

治法:滋养肝肾。

处方:知母 12g,黄柏 10g,熟地 15g,茯苓 15g,当归 12g,泽泻 15g,白芍 12g,山茱萸 12g,玄参 12g,首乌 12g,白鲜皮 15g,黄精 15g。7 剂,水煎服,每日 1 剂。

按:本病因肝肾不足,血虚生风化燥所致,予知柏地黄汤加减,采用熟地、当归、白芍、首乌养血柔肝祛风,山茱萸滋养肝肾之阴,知母、黄柏清肾中之火,玄参、泽泻引热由小便下行,白鲜皮祛风止痒,全方共奏滋养肝肾、清热止痒之效。

【病案八】

田某,女,26 岁,已婚。

患者诉近半年来白带较多,小便频数不舒,阴道时时有矢气,近日工作较忙,常偶一转身,下部即放气,连连有声,矢气频作。面色㿠白无华,时有头眩腰酸,脉虚细,舌质淡苔白。辨证属肾气不足。

治法:补肾益气。

处方:升麻 15g,黄芪 20g,肉桂 10g,甘草梢 5g,白芍 15g,狗脊 20g,巴戟天 15g,白术 15g,菟丝子 15g,覆盆子 15g,五味子 15g。10 剂,水煎服,每日 1 剂,早晚分服。

按:本例患者,肾气亏损,中气下陷,而有阴吹、带下、小便频数等症,治以固肾益气,升陷固脱。方中升麻升提胃气,使气不下陷,黄芪、白术健脾益气,肉桂、狗脊等温补肾阳,甘草梢解除小便不舒。

第三节　产　后　病

张某某,女,38 岁。

产后腰腹疼痛,恶露不尽两月余。经色紫黑,夹带紫色小血块,量不多,并从产后起腰部及周身酸痛,下半身尤甚,时有左少腹痛,食欲欠佳,大便溏,小便黄,睡眠尚可,面色不泽,脉右关弦迟,左关弦大,寸尺俱沉涩,舌质淡红,无苔。

中医诊断:产后恶露不尽。辨证属产后营卫不和,气血瘀阻,恶露不化,冲任失调。

治法:调和营卫,活血化瘀。

处方:黄芪 15g,党参 15g,桂枝 10g,炒白芍 15g,莪术 6g,茯苓 10g,丹皮 10g,桃仁 10g,炮姜 6g,大枣 4 枚。10 剂,水煎服,每日 1 剂。

按:本病主要病机为冲任为病,气血运行不畅,故调理气血为本病的关键。此患者由于产后调理失宜,导致营卫不和,气血紊乱,恶露不化,治以调营卫,和血消瘀。

第十一章 其他病证

第一节 痤 疮

【病案一】

夏某,男,24岁。

面部起痤疮载余。刻下:面部红色丘疹并发疖肿,局部色红,触之出脓血,连及胸背,有时局部皮肤瘙痒、坚硬难消,口干口苦,口中异味,纳谷尚可,夜寐欠佳,大便不爽,小便自调,舌苔黄厚腻,质红,脉弦数。辨证属肝郁化火,肺胃郁热,气血瘀阻,络脉不通。

治法:清肝泻火,清热解毒。

处方:当归15g,赤芍15g,桑白皮15g,柴胡12g,银花20g,生薏仁30g,黄芩12g,生石膏15g(先煎),丹皮12g,生大黄10g(后下),炒栀子10g,蒲公英20g,蝉衣12g。7剂,水煎服,每日1剂。

按:方中当归、赤芍、柴胡疏肝解郁,养血柔肝;银花、蒲公英、丹皮、栀子凉血解毒,对多种球菌、杆菌有较强的抑制作用和良好的消炎作用;生薏仁健脾利湿;蝉衣既能疏散肺经风热而利咽、透疹、止痒,又长于疏散肝经风热而明目退翳,凉血息风止痉;黄芩清热燥湿,泻火解毒,尤长于清中焦、上焦之湿热。诸药合用,有清热解毒,祛风止痒之效。另嘱患者忌食辛辣肥甘之物。

二诊:药后症情明显好转,面部痤疮渐消,面部烘热亦轻,纳谷正常,夜寐尚安,二便自调,舌苔黄厚腻渐化,质稍红,脉弦,药获效机,继用上方巩固疗效。7剂,水煎服,每日1剂。

三诊:用药半月余,新的痤疮未再出现,纳谷、二便均正常,舌苔薄白,质淡红,脉弦,继用上方巩固疗效,另嘱患者注意饮食调摄,戒烟酒,作息规律,以防复发。

【病案二】

高某,女,25岁。

面部痤疮反复发作3年,以炎性丘疹为多,并发疖肿,白头粉刺,皮疹触痛,经前加重,经前易急躁,胃纳欠香,二便调,夜寐安,舌红苔腻,脉细数。辨证属肝失疏泄,心肝火旺。

治法:养肝血,清肝热。药用龙胆泻肝汤加减。

处方:龙胆草6g,栀子8g,大黄4g(后下),黄连6g,川芎10g,当归12g,白芍15g,白芷10g,甘草10g。7剂,水煎服,每日1剂。

患者服药1周后皮损颜色明显消退,继续原方服用1周痊愈。

按:肝体阴而用阳,火旺易伤阴血,故治疗当予龙胆草、栀子、大黄、黄连清肝热;当归、白芍养肝血,阴阳平衡而病痊愈。

第二节 口 疮

【病案一】

周某,女,52岁。

患者舌体烧灼疼痛,舌面生疮,反复发作,心烦不寐,口中异味,大便干结不爽,小便黄赤,舌红苔黄,脉滑数。脾开窍于口,心开窍于舌。此乃心脾积热,胃热上熏于口之咎。

治法:清热泻火,祛邪解毒。方用清胃散、导赤散化裁主之。

处方:升麻6g,黄连7g,黄芩12g,生石膏(先煎)15g,炒栀子10g,竹叶10g,青黛6g(包煎),生地10g,玄参10g,败酱草15g,藿香3g。7剂,水煎服,每日1剂。

按：方中升麻、石膏、栀子清心脾积热；生地、竹叶、败酱草清心凉血，导心经之热从小便而出；黄芩、黄连、玄参清热泻火，少加藿香以醒脾辟秽，取"火郁发之"之意，收效显著。连续治疗月余，半年后随访，至今未复发。

【病案二】

蔡某，男，36岁。

患者近一年来，口腔溃疡反复发作，舌体疼痛，心烦易躁，口干欲饮，纳谷尚可，大便干结，小便黄赤，舌质红，苔黄厚腻，脉滑数。辨证属心脾积热，胃火上熏清窍。

治法：清热泻火，祛湿除蒸。方用清胃散、导赤散加减。

处方：升麻10g，黄连7g，败酱草15g，知母6g，生石膏15g（先煎），蒲公英15g，牛膝10g，当归10g，竹叶10g，灯心草6g，桑白皮15g，茵陈30g。7剂，水煎服，每日1剂。

按：本例为心脾积热，湿热上熏清窍导致的口糜。口舌干燥，小便黄赤，舌红、苔黄厚腻为辨证要点。方用清胃散加减，佐以导赤散泄心火，起到去除心脾两脏之火的功效。方中升麻为阳明引经药，又具有清热解毒之功，可清脾胃之火、凉血分之热；黄连、败酱草苦寒泻火；知母、生石膏清阳明有余之火；竹叶、灯心草清心火；牛膝导热下行；桑白皮清肺热；诸药配合达到清热泻火、祛湿除蒸之功。

二诊：口腔溃疡、舌体疼痛较前好转，纳谷尚可，二便自调，舌苔黄腻已化，质红，脉细滑，药获效机，继用上方巩固疗效。7剂，水煎服，每日1剂。

【病案三】

马某，女，53岁。

右侧腮下红肿疼痛两天，口舌生疮，头晕头痛，稍感咳嗽，四肢浮肿，食欲尚好，四肢乏力，大便时干，小便黄，舌苔白，舌质偏红，脉浮。辨证为风邪热毒上攻。

治法:清热解毒,通腑泻邪。

处方:板蓝根20g,大青叶15g,淡黄芩5g,连翘12g,桑叶12g,菊花12g,银花12g,炒牛蒡子10g,薄荷5g(后下),黛蛤散12g(包煎),蒲公英12g,生薏苡仁20g,生甘草3g,制僵蚕12g,生大黄6g(后下)。3剂,水煎服,每日1剂。

【病案四】

杜某,女,52岁。

口腔溃疡反复发作数年未愈,舌体烧灼,灼热疼痛,疮周红肿,常有血疱或白色小水疱,疼痛难忍,头晕耳鸣,腰膝酸痛,手足心热,夜不能寐,舌红少苔,脉细数。辨证为阴虚火旺。患者素体阴虚,耗亏真阴致阴液不足而生内热。

治法:滋阴降火。方用甘露饮化裁主之。

处方:生地15g,太子参12g,天冬10g,麦冬10g,五味子6g,黄芩12g,石斛6g,地骨皮6g,地肤子12g,桑白皮12g,茵陈30g,生石膏20g(先下)。7剂,水煎服,每日1剂。

按:方中生地、天冬、麦冬、石斛滋阴清热;生石膏、茵陈清肝胃之火;加入地肤子、桑白皮,养阴生肌,促溃烂愈合。

二诊:患者药后,舌体烧灼、疼痛减轻,纳谷尚可,头晕耳鸣亦减,二便自调,舌苔薄白,质红,脉细数,药获效机,上方继进,加竹叶10g以清心火。7剂,水煎服,每日1剂。

该患者经过中药治疗月余,诸恙均减。善后调治而愈。

【病案五】

沈某,男,40岁。

半年来口腔溃疡反复发作。刻下:口腔溃疡、口臭,烦躁,易于饥饿,胃中嘈杂不适,牙龈肿痛,口黏唇干,夜寐梦多,大便偏干,小便稍黄,脉滑数。

辨证为脾胃实热,胃气上逆。

治法:清泄脾胃积热,和胃降逆。方用不换金正气散合泻黄散复方化裁。

处方:生石膏 15g(先煎),炒栀子 10g,防风 6g,黄连 6g,黄芩 12g,藿香 6g,佩兰 6g,丹皮 12,升麻 6g,甘草 6g。7 剂,水煎服,每日 1 剂。

按:方中石膏、炒栀子清脾胃之热,藿香理气醒脾,佐防风以疏散伏火,亦寓"火郁发之"之意;甘草和中泻火,调和诸药,黄连、黄芩苦寒泻火,丹皮凉血清热,升麻为阳明之"圣药",又具有清热解毒之功,从而达到清胃火、凉血热之效。诸药合用,为清泻胃热较佳之方剂,用以治疗上述诸证,颇为合拍。

第三节 痛 风

【病案一】

郑某,男,42 岁,刻下:左下肢踝关节红肿剧痛,间作三个月,查血尿酸 570μmol/L,诊为痛风。该患者形体丰腴,嗜食肥甘厚味,口干口苦,腰膝酸重,左下肢踝关节红肿剧痛,大便自调,小便黄赤,舌苔黄厚腻,质紫,脉滑数。辨证属湿热浊瘀内蕴,阻于络脉。

治法:化湿热,泄浊瘀,通络脉。方用四妙散加味主之。

处方:苍术 15g,黄柏 10g,生薏仁 30g,牛膝 12g,土茯苓 30g,徐长卿 10g,地肤子 30g,丹皮 12g,赤芍 12g,败酱草 30g,浙贝母 30g。7 剂,水煎服,每日 1 剂。

按:方中四妙散主治湿热下注,脚膝红肿之症。土茯苓、败酱草、浙贝母清热解毒、消肿散结,徐长卿、地肤子通络脉,利气消肿,丹皮、赤芍凉血活血化瘀。

二诊:药后口干口苦已瘥。左踝红肿渐消,疼痛大减。腰膝酸痛亦轻。小便黄,大便正常,舌苔白厚腻已化,质衬紫,脉数较平,上方继进,加萆薢 15g 以增强泄浊、分清、降脂之功。7 剂,水煎服,每日 1 剂。

三诊:连服半月后诸症均除,复查尿酸已正常,嘱继服上方 7 剂,水煎服(间日服一剂以善其后)。

另:嘱用丹栀调脂汤,每次半瓶,每日 2 次,以起降脂作用。

【病案二】

王某,男,37 岁。

患者平素嗜烟酒肥甘,近两月来双下肢红肿疼痛,全身湿疹,瘙痒不堪,头皮疮疖数枚,口干口苦,纳谷尚可,夜寐欠佳,大便不爽,小便黄少,舌苔黄厚腻,质红,脉弦数。查肾功正常,尿酸 627μmol/L。辨证属湿热久羁,痰浊瘀阻,络脉不畅。

治法:清热利湿,泄浊化瘀。自拟痛风方加味主之。

处方:白花蛇舌草 30g,萆薢 15g,泽兰 10g,苍术 15g,防己 10g,生薏仁 30g,忍冬藤 30g,连翘 12g,土茯苓 30g,黄柏 7g,生石膏 15g(先煎),制胆星 6g,石韦 12g,陈皮 6g。7 剂,水煎服,每日 1 剂。

按:方中白花蛇舌草、忍冬藤、连翘清热解毒,黄柏、薏仁苦寒清热,疏导下焦,萆薢、泽兰利湿去浊、利水通淋,制南星、陈皮化痰醒胃,健脾理气,苍术、防己健脾利湿。诸药合用,相得益彰,以增强清热化瘀,通络利湿之效。若疼痛剧烈者,配合地肤子加味膏外敷:地肤子 100g,乳香 50g,没药 50g,生大黄 100g,败酱草 100g,冰片 50g,连翘 50g,金银花 50g,共研细末,与凡士林按 6∶4 混合均匀外用,每日 2 次。

第四节 耳 鸣

【病案一】

许某,男,58 岁,2008 年 9 月 20 日初诊。

患者耳鸣反复发作 6 月余,自觉蝉鸣声较剧,头胀头痛,双目干涩,口干口苦,纳谷尚可,大便不爽,2~3 日一行,小便自调,舌苔黄厚腻,质红,脉滑数。

病机:湿热内蕴,痰火阻络,上蒙清窍。

治法:清热利湿,化痰通络,平肝潜阳。龙胆泻肝汤合温胆汤主之。

处方:龙胆草 3g,柴胡 12g,黄芩 12g,炒栀子 6g,泽泻 15g,当归 15g,甘草 6g,清半夏 12g,黄连 6g,竹茹 6g,枳实 12g,陈皮 10g,菖蒲 10g,灵磁石 30g(先煎),茯苓 15g。7 剂,水煎服,每日 1 剂。

二诊:药后耳鸣稍减,头痛稍轻,口干口苦明显减轻,纳谷尚可,大便 1～2 日一行,小便自调,舌苔黄厚腻渐化,质红,脉滑数。上方加天麻 12g。7 剂,水煎服,每日 1 剂。

三诊:耳中蝉鸣声减轻,上症悉减,二便自调,上方继服。10 剂,水煎服,每日 1 剂。

四诊:耳中蝉鸣减轻,时有时无,无其他不适,二便自调,上方继用。10 剂,水煎服,每日 1 剂。

五诊:耳鸣基本消失,诸症皆愈,上方继服,以巩固疗效。

半个月后随诊,耳鸣未复发。

【病案二】

陈某,女,55 岁,2010 年 6 月 10 日初诊。

耳鸣时作两周余。患者近来耳鸣时作,耳中呼呼如风声,时轻时重,周身酸楚乏力,胸闷气憋,面黄无华,纳谷少思,大便稀薄,日行 2～3 次,小便自调,舌苔薄白,质淡,舌体胖,脉细缓。

病机:脾胃虚弱,气血生化乏源,不能上充于清窍。

治法:健脾和胃,补气养血。益气聪明汤加减。

处方:生黄芪 30g,甘草 6g,生白芍 15g,黄柏 10g,党参 15g,升麻 10g,葛根 20g,蔓荆子 10g,菖蒲 10g,灵磁石 30g(先煎),防风 15g,炒白术 30g。7 剂,水煎服,每日 1 剂。

二诊:服药后效果显著,耳鸣时作明显减轻,体力渐复,面色转润,纳谷尚可,大便成形,小便自调,舌苔薄白,质淡红,脉细。上方继用,5 剂,水煎服,每日 1 剂。

三诊:耳鸣已愈,诸恙均减,纳可。上方继服,5 剂,水煎服,每日 1 剂。
1 个月后随诊,无复发。

【病案三】

邓某,男,32 岁,2012 年 12 月 23 日初诊。

耳鸣时作,右耳听力下降三月余。患者近 3 个月来,双耳耳鸣,右耳听力明显下降,心烦易躁,口干口苦,手足发热,夜不能寐,纳谷尚可,大便干结,小便自调。舌苔黄燥,质紫,脉弦数。

病机:肝肾亏虚,不能上奉于清窍。

治法:滋阴补肾,平肝潜阳。

方剂:耳聋左慈丸加减。

煅磁石 30g(先煎),熟地黄 15g,山药 30g,山茱萸 12g,茯苓 15g,牡丹皮 12g,竹叶柴胡 12g,泽泻 15g,生龙骨 30g(先煎),柏子仁 15g。7 剂,水煎服,每日 1 剂。

二诊:药后耳鸣减轻,心烦易躁渐愈,仍口干口苦,夜不能寐。上方加龙齿 30g(先煎),黄芩 12g。7 剂,水煎服,每日 1 剂。

三诊:耳鸣减轻,听力稍恢复,口干口苦减轻,夜寐渐安,服药有效,上方继用。10 剂,水煎服,每日 1 剂。

四诊:药后耳鸣已愈,听力恢复,无其他症状。上方继用,7 剂,水煎服,每日 1 剂。

3 个月后随诊,听力已完全恢复,耳鸣无发作。

第五节 肠 痈

肠痈是指发生于肠道的痈肿,属内痈范畴。该病好发于青壮年,男性多于女性。肠痈病名最早见于《素问·厥论》:"少阳厥逆……发肠痈不可治,惊者死。"《金匮要略》总结了肠痈辨证论治的基本规律,提出了大黄牡丹汤等有效方剂,至今仍为后世医家所应用。本病的临床特点是转移性右下腹疼痛,右下腹局限性压痛或拒按,常伴恶心、呕吐、发热等全身症状。临床上西医学的急性阑尾炎、回肠末端憩室炎、克罗恩病、溃疡性结肠炎等均属肠痈范畴,其中以急、慢性阑尾炎最为常见。孙老治疗本病首以通里攻下,清热解毒,佐以活血化瘀为法。

【病案一】

尚某,男,15岁,学生。住院日期:1984年7月10日。

右侧少腹疼痛3天,今天痛势较剧,兼有恶心纳呆,掣引右腿欠利,不能伸直,食欲不振,大便不爽,小便黄少,舌苔黄厚腻,质红,脉滑数。经当地西医院诊断为急性阑尾炎,家人要求保守治疗,若不效当即予以手术治疗,服药后痛势未见好转,后转来我院要求保守住院治疗,查体温39.5℃,体格检查:腹部平软,麦氏点压痛(+),反跳痛(+),闭孔内肌试验(+)。化验血常规,白细胞19.5×10⁹/L,中性粒细胞偏高。中医诊断:肠痈;西医诊断:急性阑尾炎。此为大肠湿热内蕴,气血壅塞之咎。

治法:泄热通腑,和营利湿。方用千金苇茎汤加味主之。

处方:鲜苇茎30g,生大黄12g(后下),芒硝5g(冲服),牡丹皮12g,赤芍15g,败酱草20g,冬瓜仁6g,炒白芍12g,枳实12g,厚朴10g,黄连6g,吴茱萸1g,金银花30g,大血藤30g,陈皮6g,连翘15g,蒲公英12g。5剂,水煎服,每日1剂。

二诊:7月15日。服药3剂后,发热已平,腹痛减轻,恶心已止,食欲稍振,大便日行3~4次,味奇臭,小便正常,体温36.5℃,舌苔薄白,质淡红,脉细滑。查血常规正常。上方继服加桃仁6g、薏苡仁30g,冬瓜仁加至10g。5剂,水煎服,每日1剂。

三诊:7月20日。治疗后右下腹疼痛消失,发热已平,恶心未作,诸恙悉除,食欲转振,二便自调,舌苔薄白,质淡红,脉弦细。多次测体温已正常。查血常规正常。上方继进7剂,水煎服,每日1剂。巩固疗效。

半月后随访,学生已复课上学,一切正常,无其他不适。

按:方中大黄兼有通里攻下、泄热祛瘀之功,为主药;苇茎清肺经之热毒,桃仁祛瘀散结,芒硝攻下泄热,牡丹皮凉血解毒,金银花、连翘、蒲公英、大血藤、薏苡仁,清热解毒,清利湿热。诸药配伍,临床效果满意。

【病案二】

卜某,男,34 岁。初诊日期:1987 年 9 月 15 日。

右侧少腹剧痛两天,自前天开始,剑突部隐痛,继则右少腹疼痛,逐渐加重,胃中泛泛欲呕,胃脘痞满饱胀,嗳气时作,大便干结,小便黄少,舌苔黄厚腻,质红,脉弦数。外院诊断为急性阑尾炎,保守治疗无效,嘱手术治疗,患者拒绝,要求来我院保守治疗,入院时体温 38.5℃,化验血常规,示白细胞 18.6×10⁹/L。体格检查:腹部平软,麦氏点压痛(+),反跳痛(+),闭孔内肌试验(+)。中医诊断:肠痈;西医诊断:阑尾脓肿。病机为湿热积聚,蕴于肠中,以致传导不利,气血壅塞而成。

治法:清热解毒,泄热化滞,急下以存阴。

处方:生大黄 12g(后下),大血藤 30g,败酱草 25g,牡丹皮 12g,赤芍 15g,金银花 30g,连翘 20g,蒲公英 30g,紫花地丁 20g,木香 3g,枳实 12g,芒硝 3g(冲服),瓜蒌仁 30g。3 剂,水煎服,每日 1 剂。

二诊:9 月 18 日。服上方 3 剂后,大便日行 3 次,排出痰块状脓性便,右下腹疼痛大减,病情缓解,食欲渐振,食量增加,舌苔黄厚腻渐化,质淡红,脉弦细。化验血常规基本正常,效不更方,继用上方增损之。

处方:生大黄 6g(后下),牡丹皮 12g,桃仁 6g,败酱草 15g,赤芍 12g,炒白芍 12g,薏苡仁 30g,大血藤 30g,甘草 3g,炒枳实 12g,厚朴 10g,瓜蒌仁 15g。7 剂,水煎服,每日 1 剂。

三诊:9 月 26 日。药后右下腹疼痛消失,精神如常,纳谷尚可,面色转润,大便正常,小便稍黄,舌苔薄白,质淡红,脉弦细,化验血常规正常。上方继用,巩固疗效。7 剂,水煎服,每日 1 剂。

【病案三】

夏某,男,33 岁。

原有慢性阑尾炎病史,最近右上腹疼痛三天,查腹平软,麦氏点压痛明显,无反跳痛,口干口苦,心烦易怒,夜寐梦多,胸闷胁胀,纳谷尚可,小便黄,大便偏干,两日一行,舌苔黄厚腻,舌质红,脉弦数。化验血常规,白细胞 $5.3×10^9/L$,中性粒细胞百分比 65%,淋巴细胞百分比 35%。辨证属肠腑蕴热,气滞夹瘀。

治法:泄热通腑,理气化瘀。

处方:红藤 30g,忍冬藤 30g,败酱草 15g,蒲公英 15g,甘草 6g,煨金铃子 10g,生大黄 6g(后下),全瓜蒌 15g,丹参 12g,丹皮 12g。5 剂,水煎服,每日 1 剂。

按:此患者肠腑蕴热已久,肠燥津枯,故大便两日一行,偏干,口干口苦,热盛于内,故出现心烦易怒、舌尖疼痛等症,热结膀胱则小便黄,总之因热盛于内,故诸症蜂起。加生大黄一味泻火逐瘀,血降下行,走而不守,起到釜底抽薪之功。

二诊:药后诸恙均减,口干口苦亦轻,纳谷尚可,二便自调,舌苔黄厚腻已化,舌质红,脉弦,继用上方,巩固疗效。5 剂,水煎服,每日 1 剂。

三诊:诸恙悉除,纳谷尚可,口干口苦已愈,夜寐亦佳,二便自调,舌苔薄白,舌质淡红,脉弦缓。上方去生大黄,5 剂,水煎服,每日 1 剂。

【病案四】

吴某,女,29 岁。

右上腹疼痛两天,头晕头胀,纳谷不馨,胸闷欲太息,口干口苦,白带多,小便黄,大便干结如栗,肝脾未触及,麦氏点压痛明显,闭孔内肌试验阳性。化验血常规,白细胞 $5.2×10^9/L$,中性粒细胞百分比 55%,淋巴细胞百分比 43%。舌苔黄厚,舌尖红,脉弦细。辨证属湿热蕴结肠腑,气机不畅。

治法:通腑泻热,调畅气机。

处方:生大黄 10g(后下),丹皮 10g,红藤 30g,忍冬藤 30g,败酱草 15g,煨金铃子 12g,延胡索 10g,青皮 6g,蒲公英 30g,川朴 10g,赤芍 10g,桃仁

10g。3 剂,水煎服,每日 1 剂。

嘱:请外科会诊,患者拒绝手术,要求保守治疗。

【病案五】

安某,女,45 岁。

原有慢性阑尾炎病史,近 2 个月来,右下腹隐隐作痛,纳谷尚可,带下绵注,口干欲饮,时有低热,大便不爽,2~4 日一行,小便自调,心率 96 次/min,舌苔薄白,质紫,脉弦数。查体:腹平软,麦氏点压痛(+),反跳痛(−),腰大肌试验(−),闭孔内肌试验(−)。化验血常规,白细胞 $4.4×10^9$/L,中性粒细胞百分比 78%,淋巴细胞百分比 22%。辨证属湿热蕴结肠腑,气机不畅。

治法:泻热通腑,调畅气机。

处方:生大黄 6g(后下),丹皮 10g,金银花 20g,败酱草 15g,蒲公英 20g,红藤 30g,赤白芍各 10g,桃仁 6g,延胡索 6g,煨金铃子 10g,陈皮 6g,丹皮 10g,生薏苡仁 30g。5 剂,水煎服,每日 1 剂。

二诊:右下腹疼痛消失,白带已止,纳可寐安,二便自调,舌苔薄白,质衬紫,脉弦,药获效机,继进上方,巩固疗效。

按:肠痈是热毒内聚、郁结肠中所致,现重点是清热通腑,此药物配伍对湿热带下也有作用,加陈皮理气和中,在大批清热通下药物中可起到调气作用,保护脾胃。生大黄一味泻火逐瘀通腑,引药下行,走而不守,起到釜底抽薪之功效。

第十二章　膏方的应用

　　膏方是根据整体观念、辨证论治思想,研究出的滋补强身、抗衰延年、救偏祛病的中药方剂。是中医传统的一种制剂,也是临床补虚疗疾、增强体质、抗衰益寿的一种疗法。长期以来,膏方在临床实践中不断发展,发挥着独特作用,在治疗疾病、改善体质、补益虚羸方面功不可没。其最大的特点是针对性强,可根据不同体质,分辨气血阴阳,辨证论治,配伍用药。孙凤霞教授从事临床工作 60 余年,擅长以中医药治疗消化系统疾病,如萎缩性胃炎、肠易激综合征、胃溃疡、十二指肠球部溃疡、溃疡性结肠炎、克罗恩病、肝炎、肝硬化等,临证时"谨察阴阳之所在,以平为期",于冬令季节结合患者体质特点,寓治于补,调制膏方,对于缓解患者病情有明显作用。本章将孙老运用膏方治疗慢性萎缩性胃炎、肠易激综合征及在恶性肿瘤中的应用整理如下,以飨读者。

第一节　膏方概述

一、膏方组方构成及配伍特点

　　膏方多由 20 味左右的中药组成,药物组成可分为治疗药物、胶类药物、果品类药物和调味品。一般来讲,膏方的药材选配由饮片、细料、胶类、糖类和辅料等组成,药物有 20~40 味细料,总重量约 3 000~5 000g,根据病情需要,酌情配伍;胶类根据需要选用一味或合用,每料膏方胶类 200~400g,糖类用量为 250~500g,辅料用量为 250g 黄酒,可辅配 250~500g 胶类。一料膏方药物用量为汤剂的10~20倍。

1. 膏方组方构成 膏方组方复杂,其处方特点不同于常规处方,应具有以下特点:辨识体质,把握阴阳;五味合化,以平为期;调补五脏,独重脾肾;动静结合,补而勿滞;补泻兼施,攻补相宜;调和气血,贵在流通;辨证辨病,临证互参;胶类滋补,五果为助;膏宜甘怡,慎用腥臊;膏滋长服,避用毒药。膏方之制订,遵循辨证论治法度,具备理、法、方、药之程序,不仅养生,更能治病。因膏方服用时间长,医者必须深思熟虑,立法力求平稳,不能稍有偏差。偶有疏忽,与病情不合,不能竞剂而废,医生与病家皆遭损失。故开一般处方易,而膏方之制订难。

2. 膏方配伍特点 膏方的组方原则与方剂的基本结构一致,即分为"君、臣、佐、使",但膏方的君、臣、佐、使有其自身特殊性,在辨证明确的前提下,应先确定其基本治则,然后将某些具有相似功效的药物精选并归为一类,如补血组、补心气组、活血组、补气组等,再将这些组群进行整合,综合发挥药物作用,由这些不同组的药物分别承担其在总方中的君、臣、佐、使作用,形成方中的君剂、臣剂、佐剂、使剂。在膏方中,君、臣、佐、使已经不再是某味或某几味单纯的药物,而是某几个具有相似作用的药物组成的功能集合体。

二、膏方分类

膏方按处方目的分为滋补类、治疗类、滋补与治疗兼顾类。按药物组成有荤膏与素膏之别,荤膏中含有动物胶或胎盘、鹿鞭等动物药,素膏则不含上述药物。按辅料成分有蜜膏、清膏之别。膏方处方方式分为成方膏与临方膏,成方膏即具有特定治疗目的加工好的膏剂,临方膏是个体化的膏方,即医师在辨证论治的基础上结合膏剂特定组方要素开具膏方处方,并按膏方加工工艺制作而成。

三、膏方适用对象

1. 恶性肿瘤患者的调养 膏方适用于恶性肿瘤发展的各个阶段,初期以攻邪药为主,中期以扶正祛邪药为主,放化疗期间应用中医膏方治疗,能起到增效减毒作用。晚期膏方以扶正、益气养血、健脾化湿等药物为主。

2. 慢性患者的进补　对于素有慢性疾病的患者,冬令季节,可以结合病症,一边施补,一边治病,这样对疾病的治疗和康复,作用更大。从目前临床应用膏方的情况来看,不但内科患者可以服用膏方,妇科、儿科、外科、骨伤科、五官科的患者都可以服用膏方,气血阴阳津液虚衰的患者也可通过服用膏方来达到除病强身的目的。

3. 亚健康者的进补　现代社会中,青年工作生活压力和劳动强度很大(主要为精神紧张,脑力透支),同时众多的应酬、无度的烟酒嗜好、长期不足的睡眠,均可造成人体的各项正常生理功能大幅度变化,抗病能力下降,从而使机体处于亚健康状态,这就非常需要适时进行全面整体的调理,膏方疗法就是不错的选择。

4. 老年人的进补　老年人由于生理特性,人体各项功能都将随着年龄的增长而趋向衰退,而冬令进补,则能增强体质,延缓衰老。

5. 女性的进补　脾胃主全身元气,脾胃虚弱,元气不足,容易造成女性衰老;若脾胃能吸收饮食中的营养,充分滋养全身脏器及皮肤腠理,当脾胃正常运转时,全身营养不断得到补充,人体抗衰老能力、生命力随之增强。如女性常见内分泌失调所致贫血、月经不调、黄褐斑、更年期综合征等症,服用健脾和胃、疏肝解郁、益气养血之膏方后,面部就会逐渐红润,皮肤充满光泽和弹性。

6. 儿童的进补　小儿根据生长需要可以适当进补,尤其是小儿反复呼吸道感染,久咳不愈,厌食、贫血等体虚的患儿宜于调补。

四、膏方服用注意事项

服用膏方前宜先服用开路方,主要用于调理脾胃,以提高脾胃运化功能,为膏方的消化吸收创造条件,也可用开路药先进行试探性地调补,观察其服药后的反应,为开好膏方处方做准备。开路药以口服 1～3 周为宜,如果无服用膏方障碍,可不服开路药,直接开膏方。

服用膏方期间忌生冷、油腻、辛辣等刺激性食物,以免妨碍脾胃消化功能,影响膏剂的吸收;服用含人参类膏方时忌服萝卜,服用含首乌膏方时,忌食猪血、羊血和铁剂;服用膏方时不宜用茶水、牛奶送服;消化功能不好,腹胀,舌苔厚腻时,不宜服用;如遇感冒、发热、积滞、泄泻、消化不良等,应暂停服用。

第二节 膏方在消化系统疾病中的应用

一、慢性萎缩性胃炎

张某,女,58岁,2015年11月1日初诊。

患者3年前因进食辛辣食物后,出现上腹部饱胀,胃脘痛,恶心,无呕吐。胃镜示浅表-萎缩性胃炎,Hp(-)。诊见:上腹部饱胀,胃脘痛,头晕,纳差,恶心,伴腰膝酸软,大便稍不成形,尚正常,睡眠尚可。舌苔薄白,脉小弦。查体:一般情况可,心肺征阴性,腹软,无压痛及反跳痛,肝脾未触及。西医诊断为慢性萎缩性胃炎,中医诊断:痞满。辨证为肝郁脾虚。

治法:疏肝健脾,补气和中。

处方:潞党参150g,生黄芪120g,大枣100枚,杭白芍120g,炒白术120g,怀山药150g,炒扁豆150g,玄参120g,麦冬120g,生地黄120g,玉竹120g,半枝莲150g,黄芩120g,桂枝120g,炒防风120g,川芎120g,川黄连60g,石见穿120g,炒谷芽、麦芽各150g,神曲60g,炒山楂150g,莱菔子150g,熟地黄150g,茯苓150g,陈皮60g,制黄精150g,山茱萸120g,全当归120g,西洋参150g,生晒参150g,紫河车粉100g,龟甲胶200g,鳖甲胶200g,鸡内金200g,饴糖150g。上药经过浸泡、煎煮、浓缩后,继之收膏。取一调匙膏滋,放在杯中,将白开水冲入搅匀,使之溶化,餐后30min服用,每日2次。2个月为1个疗程。

按:慢性萎缩性胃炎属于中医学胃脘痛、痞证范畴。孙老根据多年的临床经验,认为本病多属本虚标实之证,脾胃虚弱为其发病之根本,瘀血内阻是病情转化的重要因素,湿热毒邪相兼为患,在发病中有非常重要的作用。考虑肝胃木土相克,脾胃表里相关,故病位虽在胃,但与肝、脾关系最为密切,且肝脾为藏血统血之脏,而胃为多气多血之腑,病之初起,多在气分,迁延日久,则病深入血分。故无论感受外邪,或是饮食所伤,或因情志失调,或因久病脾胃虚弱,皆可导致慢性萎缩性胃炎。治疗时以疏肝健脾益气为基础,注重清热解毒化湿、活血化瘀,所谓"邪去则正安",同时还要兼顾胃气。方中以潞党参、生黄芪、大枣、杭白芍、炒白术、怀山药、炒扁豆、玄参、麦冬、生地黄、玉竹健脾益气养阴为主,重用清热解毒、祛湿活血、抗癌防癌之品,如半枝莲、石见穿等,佐以消食健胃、利湿健脾之品,如炒谷芽、炒麦芽、山药、扁豆等,对于纳差的患者更加入神曲、山楂、鸡内金等,这样不仅可以防止清热解毒药苦寒伤胃,还能顾护胃气,改善食欲,有助于药物吸收。后以制黄精、山茱萸、全当归、西洋参、生晒参、紫河车粉、龟甲胶、鳖甲胶补肾固本。全方在辨证论治的基础上,注重传统中医理论与西医学的结合,消补兼施,消而助补,相得益彰;注重近期与远期治疗相结合,灵活调整药味,药证合拍而收显效。

二、肠易激综合征

李某,男,38岁,2015年12月10日初诊。

患者反复腹痛、腹泻3年。近日因精神紧张或饮食油腻后症状加重,肠镜示结肠黏膜未见明显异常,腹部B超示肝、胆、胰、脾未见明显异常。诊见:腹痛,痛则欲泻,泻后痛减,精神紧张时尤甚,大便每日3~5次,不夹血及黏液,自觉头晕,神疲乏力,口中异味,四末不温,怕冷,多梦易醒,苔薄,脉弦软无力,不胜久按。查体:一般情况可,心肺征阴性,腹软,无压痛及反跳痛,肝脾未及。西医诊断为肠易激综合征。中医诊断:泄泻。辨证属肝脾不和,肾气亏虚。

治法:疏肝健脾,温肾止泻。

处方:杭白芍120g,鸡内金150g,炒白术150g,炒防风150g,炮姜60g,熟附片 150g,潞党参 150g,生黄芪 150g,小茴香 120g,茯苓 150g,怀山药 150g,炒扁豆 150g,陈皮 60g,川芎 120g,全当归 120g,熟地 150g,草豆蔻 90g,诃子 150g,大枣 100 枚,八月札 120g,石榴皮 150g,炒谷芽、麦芽各 150g,炒山楂 150g,焦六曲 90g,生晒参 150g,红参 200g,鹿角胶 200g,龟甲胶 200g,饴糖 200g,高丽参精 1 瓶。上药经过浸泡、煎煮、浓缩后,继之收膏。取一调匙膏滋,放在杯中,将白开水冲入搅匀,使之溶化,餐后 30min 服用,每日 2 次。2 个月为 1 个疗程。

该患者服用膏方 1 剂后,上述诸症明显改善,未见发作,仅偶见腹部不适。嘱患者平时注意饮食,保持良好的心理状态,避免不良精神刺激。

按:肠易激综合征属于中医学肠郁、腹痛范畴。孙老在中医理论指导下,结合长期的临床实践,认识到本病的腹痛、腹胀、排便习惯改变及大便性状异常等症状,多以肝脾不和、木旺乘土或土虚木乘为病机,其症状的加重又与精神因素或一些应激状态密切相关。病久及肾,后期可兼见肾气亏虚之征。吴崑在《医方考》中云:"泻责之脾,痛责之肝。肝责之实,脾责之虚,脾虚肝实,故令痛泻也。"肝、脾两脏在生理上相互协调,相互为用;在病理上则相互影响。脾为阴土,主运化,其性阴滞,须依赖肝之疏泄,始能运化有度,此为"土得木而达";肝为刚脏,体阴用阳,主疏泄,喜条达,且有赖于脾生化气血以滋养,才能刚柔相济,即"脾土营木"。若肝气失和,肝木侮土,则水湿并走肠道而下趋,即为腹泻。肝气郁滞,疏泄不及,则脾胃升降之气也因之而壅阻,中气阻而不通则成腹痛。诚如《血证论》云:"木之性主于疏泄,食气入胃,全赖肝木之气以疏泄之,而水谷乃化,设肝之清阳不升,则不能疏泄水谷,渗泄中满之证,在所不免。"治疗时注意疏肝健脾,温肾止泻。方中白芍益脾,能于土中泻木,即寒泻肝火,酸敛逆气,缓中止痛,符合"肝苦急、急食酸以缓之"之理;炒白术苦能燥湿,甘补脾,温和中;炒防风辛能散肝,香能舒脾,风能胜湿止泻,为理脾引经之要药;陈皮辛能利气,炒香尤能燥湿醒脾,使气行痛止。诸药合用共奏疏肝健脾、泻木益土之功效。潞党参、生黄芪、茯苓、怀山药、炒扁豆、炒谷芽、麦芽、炒山楂、焦六曲健脾益气;炮姜、熟附片、小茴香、熟地、石榴皮、草豆蔻、诃子温肾涩肠止泻,生晒参、红参、鹿角胶、龟甲胶补气温肾固本。全方补而不滞、温而不燥,终获良效。

第三节　膏方在恶性肿瘤中的应用及优势

恶性肿瘤是一种特殊的慢性消耗性疾病,严重威胁人类的生命健康。本病容易复发和转移,手术、放疗、化疗仍然是治疗恶性肿瘤的主要手段。中药治疗肿瘤的特点是缓攻、补虚,早期以攻邪为主,中期则攻补兼施,后期以扶正为主。遵循慢病缓图的理念,膏方不失为一个好的剂型。中医膏方具有剂型优势及独到的组方原则,并具有综合复方多法,兼备偶治的特点,符合中医肿瘤病因多元性、病机复杂性、治疗兼备性等规律。膏方治疗癌症独具优势,可以在癌瘤本病或复发病例、急症或兼症,以及癌症的中西医结合治疗时配合放化疗应用,是中医药治疗肿瘤的重要优势和特色。膏方在改善体质、补益虚羸、祛除疾病等方面发挥着独特作用。因此,在恶性肿瘤治疗中恰当运用膏方,不但可以拓展膏方的应用范围,更能提高恶性肿瘤的疗效,充分发挥中医药抗肿瘤优势。

膏方在调治恶性肿瘤及其并发症中具有优势,但也有其自身特点,中医膏方遵循"阴阳贵乎平,治病必求本"的理论,从整体观念出发,辨证论治。更突出"调、治"并重,鉴于肿瘤治疗具有长期性、延续性的特点,应进行分阶段论治,即分不同治疗时段治疗,不同时段的治疗目的也不相同,通过扶正和祛邪两方面治疗肿瘤,以提高患者的生活质量和生存率,我们主张分为围手术期、化疗期、放疗期、治疗间歇期、监测随诊 5 个阶段。围手术期、治疗间歇期应注重康复调理,手术、放疗、化疗等侵袭性治疗暗耗气血,致使气血不足,脏腑失养,易致旧病复发或致新病,膏方能调理脾胃,补益肝肾,补养气血,扶虚补弱,与放疗、化疗同步治疗重在减毒增效。监测随诊阶段重在抗肿瘤复发、转移。同时由于膏方作用持久,简便易服,可以避免汤剂味苦、煎煮困难、服用不便等问题。以下主要讲述膏方在放化疗中的运用。

一、放疗、化疗毒副反应的膏方运用

放疗、化疗的毒副反应主要表现在以下几个方面。①消化道症状：如腹胀、纳呆、恶心、干呕、腹泻、便秘等；②造血系统反应；③机体衰弱；④炎性反应：如发热、患部疼痛、口腔炎、口腔溃疡、静脉炎等；⑤神经毒性。目前西药治疗效果尚不理想，中药对放疗、化疗的毒副反应具有可靠的疗效。应用中医药治疗，能起到增效减毒作用。根据膏方特点，膏方主要适用于放化疗毒副反应，如造血系统反应、机体衰弱、神经毒性等方面，在辨证基础上，灵活运用益气养血、健脾和胃、补益肝肾等法，常可收到较好疗效。兹分述如下：

1. 机体衰弱　在放疗、化疗过程中或治疗后出现全身乏力、四肢困倦、腰膝酸痛、精神不振、心慌气短、失眠多梦等症状，从中医的辨证角度分析，多为脾肾两虚，心肾不交，治当益气健脾，养心滋肾，以归脾汤或补中益气汤为代表方加减制作膏方。药物主要为：黄芪、党参、白术、山茱萸、山药、龙眼肉、夜交藤、熟地黄、五味子、酸枣仁、柏子仁、丹参、木香、阿胶、茯苓、杜仲、续断、牛膝、扁豆、陈皮等。放疗后咽干舌燥者，可加养阴生津之品，如南北沙参、龟甲、鳖甲、天冬、麦冬、天花粉、葛根、白茅根、石斛、百合、枇杷、蜂蜜、玉竹、玄参等。兼见纳呆者，宜加健脾开胃、消积导滞之品，如砂仁、陈皮、佛手、鸡内金、炒麦芽、山楂、神曲等。汗多者加浮小麦、麻黄根、煅牡蛎、乌梅等。

2. 造血系统反应　放疗、化疗出现的造血系统反应主要表现为白细胞下降、血小板减少及贫血等，严重时可引起感染、失血等并发症。多年来西药改善骨髓抑制的一些药物沿用日久，例如鲨肝醇、利可君、脱氧核苷酸钠等，但疗效不肯定；集落刺激因子的合理使用在防治化疗引起的中性粒细胞减少而继发的感染方面有一定作用，如促红素可用于肾性贫血治疗中促红细胞生成，然而可引起心肌梗死、高钾血症等不良反应，而对于促红素是否刺激肿瘤细胞增长仍存在争议。又如重组人粒细胞集落刺激因子虽对化疗引起的中性粒细胞减少疗效确定，但可出现食欲不振、恶心、呕吐、发热、头疼、乏力、心悸等不良反应,甚至有发生休克的可能性。而中医在治疗骨髓抑制方面,作用缓慢而持久,并可巩固疗效,通过补益脾肾、滋养肝肾等作用,不仅能恢复骨髓功能,还能健体强魄、补肾生发、和胃健脾等。根据辨证加减使用,如属气血两虚者,治以益气补血,代表方有归脾汤、八珍汤等,主要药物为:黄芪、党参、茯苓、白术、炙甘草、当归、鸡血藤、阿胶、熟地黄、白芍、大枣、龙眼肉、山药、木香、酸枣仁。肾阳虚者可用右归丸、肾气丸等加减,主要药物为:制附子、肉桂、当归、巴戟、菟丝子、淫羊藿、杜仲、续断、鹿角胶、龟甲胶、补骨脂、肉苁蓉、山药、山茱萸等。肾阴虚者宜用左归丸等方,主要药物为:枸杞子、龟甲、何首乌、鳖甲、女贞子、墨旱莲、山茱萸、熟地黄、山药、牛膝等。

3. 神经毒性　主要表现为肢体远端对称性分布的感觉和运动障碍,如感觉缺失,或呈"手套""袜套"样分布,或感觉异常,过敏、无力、腱反射减弱或消失等。长春新碱、奥沙利铂、紫杉醇等化疗药物均可引起上述症状。从中医辨证来看,主要分为气血亏虚、气滞血瘀等。气虚亏虚为主者可用八珍汤、十全大补丸等方化裁,主要药物为:熟地黄、白芍、川芎、当归、党参、白术、茯苓、炙甘草、黄芪、鸡血藤、阿胶、制何首乌等。偏阳虚者可加入巴戟天、肉桂、桂枝、鹿角胶、海马、紫河车、菟丝子等,或合阳和汤、右归丸加减;偏阴虚者酌加龟甲、鳖甲、枸杞子、女贞子、墨旱莲、黄精等,或合左归丸、三甲复脉汤加减。气滞血瘀为主者可选血府逐瘀汤、补阳还五汤等加减,主要药物为黄芪、熟地黄、桃仁、红花、当归、川芎、赤芍、地龙、柴胡、枳壳、炙甘草、牛膝、土鳖虫、蜈蚣、桑寄生、九香虫等。偏寒虚者加入桂枝、小茴香、吴茱萸、细辛等;偏热者加川楝子、牡丹皮、忍冬藤等。适当选用虫类药以通络活血。而临床所见化疗后神经毒性常为气血亏虚、气滞血瘀互见,故治疗时当攻补兼施,并根据虚实比例制订膏方。

二、典型病例

例1:张某,女,75岁,2012年患结肠癌,在我市一家医院行结肠癌根治手术。术后,为了巩固手术成果,又进行了4个周期的化疗。化疗结束复查时,发现患者已经出现了肝脏多发转移。由于病情严重,医生告知其子女,患者只有 3~6 个月的生存期。家属想放弃治疗,但其女儿坚持让其采用中医方法继续治疗。

孙老接诊后,根据患者的病情和体质情况,对症开了口服中药。针对她化疗后出现的明显骨髓抑制,面色萎黄、纳差、四肢乏力、动辄汗出、失眠多梦、耳鸣、心慌、大便干燥等症状,以及舌质淡红,苔白,脉细数,中医辨证为气血两虚,治以益气补血,方选归脾汤为开路药,继以益气养血膏方口服。药方组成:生晒参 180g,黄芪 300g,炒白术 300g,当归 180g,黄精 180g,阿胶 300g,茯神 180g,远志 180g,炒枣仁 250g,煨木香 90g,龙眼肉 180g,鸡血藤 210g,紫灵芝 120g,枸杞子 180g,川贝母 60g,浙贝母 300g,白鲜皮 150g,白蒺藜 120g,龟甲胶 240g,山萸肉 150g,菟丝子 120g,核桃仁 150g,桑葚子 150g,制首乌 120g,灵芝孢子粉 120g,杜仲 150g,续断 150g,三七粉 60g。放阴凉处保存,每日 3 次,分 10 日服用。药后患者疲倦乏力明显好转,夜寐转安,二便调,复查血常规转为正常。目前患者坚持口服膏方,身体健康,复查结果均正常。

在随后的两年中,根据患者的服用效果,不断调整药物药量,患者也一直坚持服用膏方。两年后复查时,患者体内的肿瘤明显减少、缩小,每天还能下地干农活、照看孙子等。至今已经十年多,患者仍每年冬天口服中药膏方进行调理,身体无明显不适,如常人一般生活。

例 2:张某,女,72 岁,2015 年 3 月发现右乳房有一包块,大小约为 2.2cm×1.5cm,当时并没在意,1 个月后发现肿块明显增大,约 2.9cm×2.6cm,疼痛渐剧,急忙到医院就诊,钼靶 X 线及穿刺活检确诊为乳腺癌,医生建议手术根治。当时患者有冠心病、糖尿病、帕金森综合征,家人担心其得知病情,且患者基础病较多,遂放弃手术及放化疗,到孙老处求治。孙老接诊后,看到患者一般情况较差,体质较弱,心理负担较重,不适合手术及放化疗等积极治疗,根据其舌苔脉象及全身状况,先开了益气养血、健脾和胃的中药口服以扶正,待患者全身状况明显改善后,再予扶正抗癌,软坚散结的中药膏方。3 个月后患者疼痛减轻,包块变软,诉口咽干燥、口舌生疮,四肢乏力,夜寐差,舌质红,舌苔少,脉细数,中医辨证为阴虚火旺,气血亏损,汤剂治以益气养阴,清热利咽,配合膏方滋阴降火,益气养血。汤剂药选:太子参、麦冬、川芎、地龙、牡蛎、龙骨、甘草、猫爪草、山慈菇、夏枯草、天花粉、丹参。膏方药物:猫爪草150g,山慈菇150g,夏枯草150g,浙贝母150,龙葵150g,蜂房200g,皂角刺150g,莪术100g,女贞子150g,墨旱莲300g,三七100g,天花粉150g,北沙参150g,知母150g,枸杞子150g,菟丝子150g,茯苓200g,鸡血藤250g,炒酸枣仁250g,石斛150g,麦冬150g,玉竹150g,白芍150g,生地黄200g,熟地黄150g,黄芪300g,阿胶300g,白鲜皮150g,白蒺藜120g,龟甲胶240g,黄精180g,茯神180g,远志180g,灵芝孢子粉120g。放阴凉处保存,每天口服3次,分10日服用,药后患者疲倦乏力明显好转,口干咽痛、吞咽困难症状明显好转,夜寐转安,二便调,继续口服中药。3个月后复查彩超,乳房包块大小约为2.0cm×2.2cm,疼痛消失,6个月后复查彩超,乳房包块大小约为1.5cm×1.2cm,生活如常。2021年6月复查彩超,乳房包块大小约为0.8cm×0.6cm,目前继续口服中药及膏方进行调理,至今身体无明显不适,如常人一般生活。

总之,膏方的运用是一门学问,医者必须遵循辨证论治法度,深思熟虑,理法方药合度,力求整体考量,循因施药,全面、平稳,阴阳调和,攻补相宜,动静配合,施之有度。否则,稍有偏失,不仅不能养生治病,损失精力和财力,更恐并生异端,后果难赎。恶性肿瘤不同阶段的膏方治疗,应在辨证论治的基础上,充分发挥膏方的治疗优势,为中医治疗肿瘤疾病拓展新的手段。

附：师从国医大师朱良春

"中医不仅是谋生手段，更是仁术"

孙凤霞教授告诉记者，她从小就跟着爷爷孙岱松学写字、抄方子，"1956年我们家的变化最大，爷爷进入徐医附院工作，原来在老家泰安行医的父亲孙幼松这一年也来到徐州，先是在大马路286号挂牌开诊，后来又到了云龙区医院、民政局医院。"现在年龄超过70岁的老一代徐州人都还记得孙幼松的名号，作为孙氏内科的第三代传人，他当时也是徐州名医。

1956年，徐州市中医院成立，孙凤霞教授高中毕业后进入中医院工作："半工半读，在中医学习班学习5年，出来以后是大专。"中华人民共和国成立后，为了迅速提高现有中医业务技术水平，适应社会主义保健事业发展的需要，江苏省在扬州、镇江、徐州专区开设了中医进修班，系统学习中医理论和技术。

作为孙氏内科的第四代传人，家学的耳濡目染和祖辈的耳提面命，让孙凤霞比一般中医师有先天优势，再加上自己的努力钻研，孙凤霞很快成长起来。1979年，她迎来了事业发展中的一次重要机遇，"那年江苏省在南通中医院举办第一期中医进修班，经过考试后，我进入进修班学习，导师有朱良春、陈继明、姚寓晨等专家。从1979年到1980年，我跟着朱良春老师，天天上午不是上课，就是去门诊。当年上课的课本、笔记本和朱良春老师给我批改的作业，我现在还保留着。"孙凤霞教授说，国医大师朱良春不但教会了她怎样更好地用中医为群众服务，更让她深刻地理解了医生"仁心"的重要，"老师说中医不仅是一种谋生手段，更是一种仁术。"

"经典是基础,师传是关键,实践是根本"

孙凤霞教授说国医大师朱良春医术高超:"进修那会,朱老师要求我们对待《黄帝内经》《难经》《神农本草经》《伤寒论》《金匮要略》《温病条辨》等经典著作,要'熟读成诵','脉书不厌百回读,熟读静思子自知',他说学问是世界上最老实、实在的东西,来不得半点虚假。对疑难病的诊治诀窍他更是倾囊相授。"

朱良春是我国最早撰文提出辨证与辨病相结合的医生,对中医的发展,他一语中的:"经典是基础,师传是关键,实践是根本。"

朱良春的老师民国名医章次公曾赠其一方印章"神仙手眼,菩萨心肠",这成了朱良春一生的真实写照。朱良春善治疑难病在中医界是公认的。日本西尾市寺部正雄会长的夫人患有乳腺癌,她瞒着日本医生天天喝朱良春开的汤药,1个月后手术时,原来的癌肿只剩了一小块,惊呆了日本医生。上海一14岁男孩2004年4月被诊断为髓母细胞瘤,术后两月后复发,朱良春用扶正祛邪、软坚消瘤法,予多种虫类药、补益精血药合用,精心调治,2006年、2007年复查多次,均未发现异常。

朱良春不仅医术高明,其仁心也让人感动。中华人民共和国成立前,朱良春在南通行医时,给穷人开方后盖上免费给药印章,到指定的药店抓药,他每年端午、中秋、年终同药店老板结账。朱良春92岁高龄时仍出诊,不将患者看完不吃饭。因为有的患者担心他吃完饭就不回来了,所以朱良春一定要坚持看完病再吃饭。

"中医养生的践行者,一碗'养生粥'老师喝了70年"

"老师90岁高龄的时候还四处看病讲学,让中医薪火相传。他逝世之前有一次在连云港讲学,特地打电话让我过去,我最后一次聆听了老师的教诲。他送给我的著作《虫类药的应用》《章次公医案》《医学微言》《朱良春用药经验集》等,我现在也经常研习。"孙凤霞教授说,多年来,朱良春从不以名医、大家自居,对同事、下属、学生、徒弟、平民百姓一视同仁,对求教者有信必复,有问必答。2007年10月,朱良春去郑州讲学,山东武城县一个胰腺癌患者水米难进,病情危急,其亲属赶到郑州恳请朱良春亲自去一趟。从郑州到武城,要坐5个小时的汽车,这对91岁的老人意味着许多未知的风险。但朱良春还是退掉机票,和随行人员赶赴武城。

大道源自平常心。孙凤霞教授说,朱良春不但是中医的传道者,更是"法于阴阳,和于术数,食饮有节,起居有常"的中医养生保健的实践者,对今天人们的保健生活很有启发意义。

20世纪30年代末,朱良春随老师章次公在上海行医,当时霍乱横行,师徒日夜操劳,渐觉体力不支,人也逐渐消瘦。"朱老师的母亲知道后,把绿豆、薏仁、扁豆、莲子、大枣清洗干净,用黄芪浸泡过的水大火煮开,换小火煮40分钟,再放入枸杞煮10分钟,煮出来的粥不仅味美,而且能抗疲劳、强体力,朱老师吃了几个月后,精神开始好转,不再感觉疲劳。从此,老师就养成了每天喝一碗养生粥的习惯,而且一喝就是70年。"孙凤霞教授解释说,中医认为心主血脉,心的功能正常,则气血运行正常、精力充沛,有清热解毒功效的绿豆是入心经的,带点苦味的莲子也能清心养心;肝藏血,肝经气血充足则体力强健,枸杞是补肝佳品;脾主运化,承担消化吸收功能,红枣、薏仁、扁豆都是健脾的,并有防病抗癌的作用;肺主气,肺气足了才会生机旺盛,薏仁补肺清热化痰的功效非常好;肾藏精,莲子、薏仁、枸杞都对肾有补益作用。"这几样东西合在一起能滋补、调和五脏,使正气充足,精力、体力旺盛,再加上补元气的黄芪,食疗效果非常好,而且这个粥方非常便宜,普通老百姓都能够消费。"

"金钱买不到健康,养生没有捷径可走,没有人能通过一个秘方一劳永逸地获得健康。维护健康没有秘诀,就是精神愉快、适量运动、勤于动脑、作息规律、饮食平衡5条,这5条说来都是老生常谈,但真正能持之以恒做到的人很少。"孙凤霞教授说,"古人讲'日出而作,日落而息',现代人经常熬夜,但无论如何,要争取在夜里11点前睡觉。每天晚上11点到凌晨1点是阴阳交接的时候,这时候阴气最盛,阳气最弱,是最好的睡眠时间,如果连续熬夜,就会损耗人体阳气,即使你第二天睡到 10 点也补不回来。在饮食方面,朱老师倡导'节食可去病',饮食一定要合理搭配并有所节制,这也是健康之道。"(本文原载于 2017 年 8 月 4 日出版的《徐州广播电视报》,内容有删改)

主要参考文献

［1］ 祝谌予,梁晓春.从过敏煎的运用谈辨病用药与辨证用药[J].中级医刊,1985(4):59.

［2］ 李彦军,龚盟,马淑然,等.过敏煎对 SD 大鼠血中 IgE 变化影响的实验研究[J].辽宁中医杂志,2001,3(1):177-178.

［3］ 严桂珍,余传星,李希.益肾补肺平喘汤治疗支气管哮喘发作期 42 例临床观察[J].中国中医药科技,2000,7(6):382.

［4］ 崔贵珍,朱正仑.温肾壮阳法治疗哮喘的体会[J].辽宁中医杂志,1988(2):18-20.

［5］ 林明雄,焦华梅,王发渭.化痰祛瘀法治疗恶性肿瘤探讨[J].中华中医药杂志,2005,20(6):369.

［6］ 朱爱江,方步武,吴咸中,等.金铃子散的抗炎作用研究[J].中药药理与临床,2008,24(3):1-3.

［7］ 张学平.丹参饮与其他方剂的临床配伍应用体会[J].甘肃中医学院学报,2005,22(06):40-41.

［8］ 陈达理,黄涛.散结抗瘤方体内和体外抑瘤作用的实验研究[J].南方医科大学学报,2006,26(4):479-482.

55检